薬を使わずに
ぐっすり眠る方法

安眠ドクター
大谷 憲

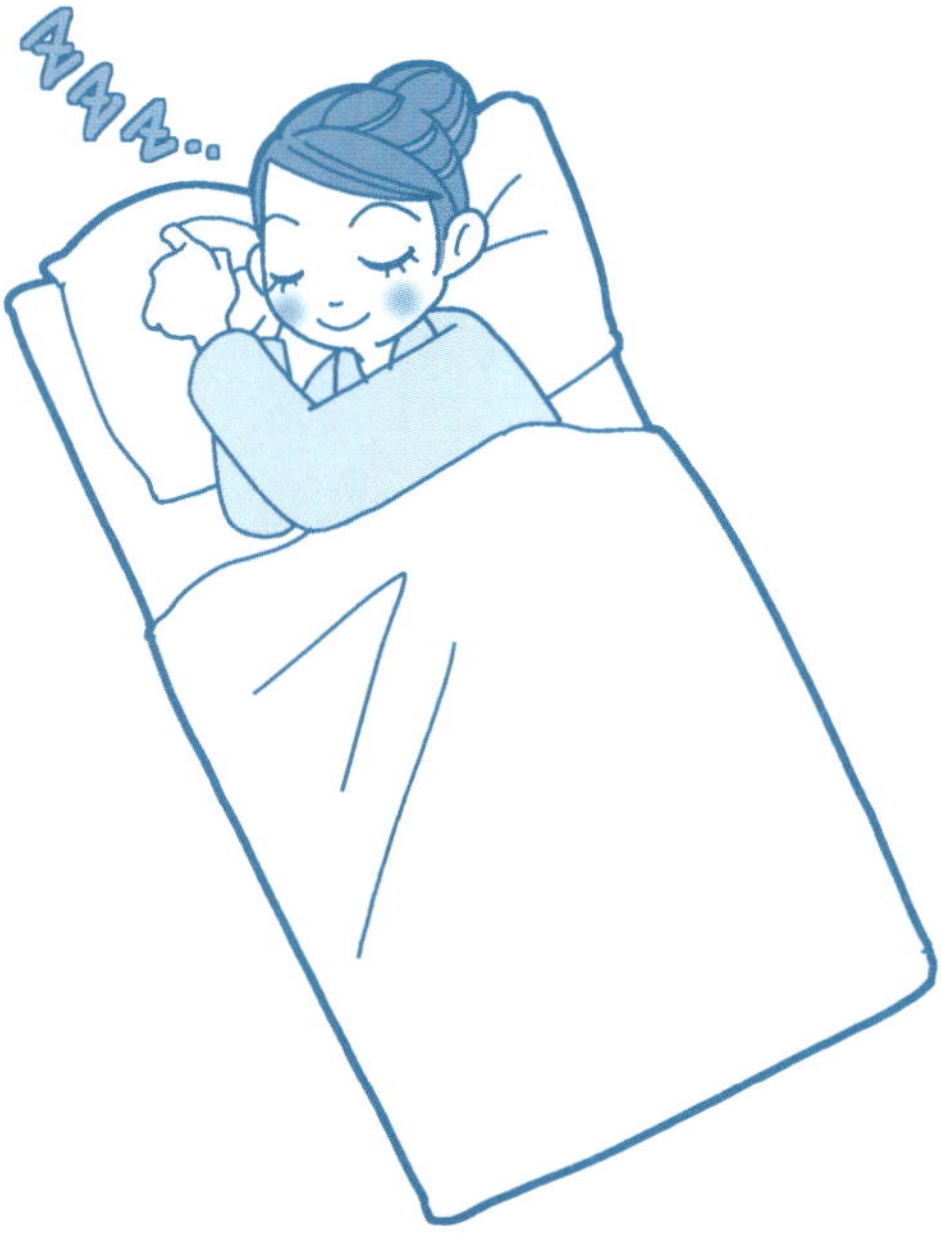

日東書院

はじめに

最近の健康志向には、目を見張るばかりです。体にいい食べものや運動習慣などの新しい健康法が、メディアで紹介されるたびに話題となって、健康ブームを引き起こしています。それほど、健康への関心が高まっている証しだといえます。

しかし、食べものや運動だけでは、健康を維持できません。健康を維持する上で重要なのは、質の高い睡眠です。食べることと同様に、眠らなければ人は生きていけません。私たちは、人の暮らしの基本を忘れがちになっていないでしょうか？

質のよい睡眠は、細胞を再生して、免疫力の高い、健康な体をつくってくれます。逆に質の悪い睡眠は、細胞の再生や修復ができず、病気を生み出す原因のひとつとなってしまいます。

そして、これは大変重要なことなのですが、薬の力に頼って寝るだけでは、本来の健康な体をつくるべき睡眠の効果を得られません。

なかなか眠れない、何度も目が覚めてしまう、いつも寝不足を感じる、という睡眠に関する悩みは、体が発している危険信号のひとつです。

体の声に耳を澄まして、薬に頼ることなく、質のよい睡眠を得るためには、いかによく眠るかを考えるだけでなく、いかによく目覚めるかという、逆転の発想が必要になってきます。

朝の目覚めの習慣から変革して、よい眠りを誘う。

そのためには、体を温めて体温をあげ、血液循環がスムーズになる、体の内部から改革する「あたため目覚め」と「あたため睡眠」を身につけて、毎日続けることです。これほど簡単でお金のかからない健康法はありません。あなたの生活習慣を見直すだけで、スタートできるのです。

今日から、あなたの目覚め方を変えて、眠りの質を改革しましょう。

安眠ドクター　大谷　憲

もくじ

序章

睡眠に関する勘違い

睡眠に関するさまざまな情報が流布しています。
勘違いや誤った情報を正し、
睡眠への正しい理解を深めましょう。

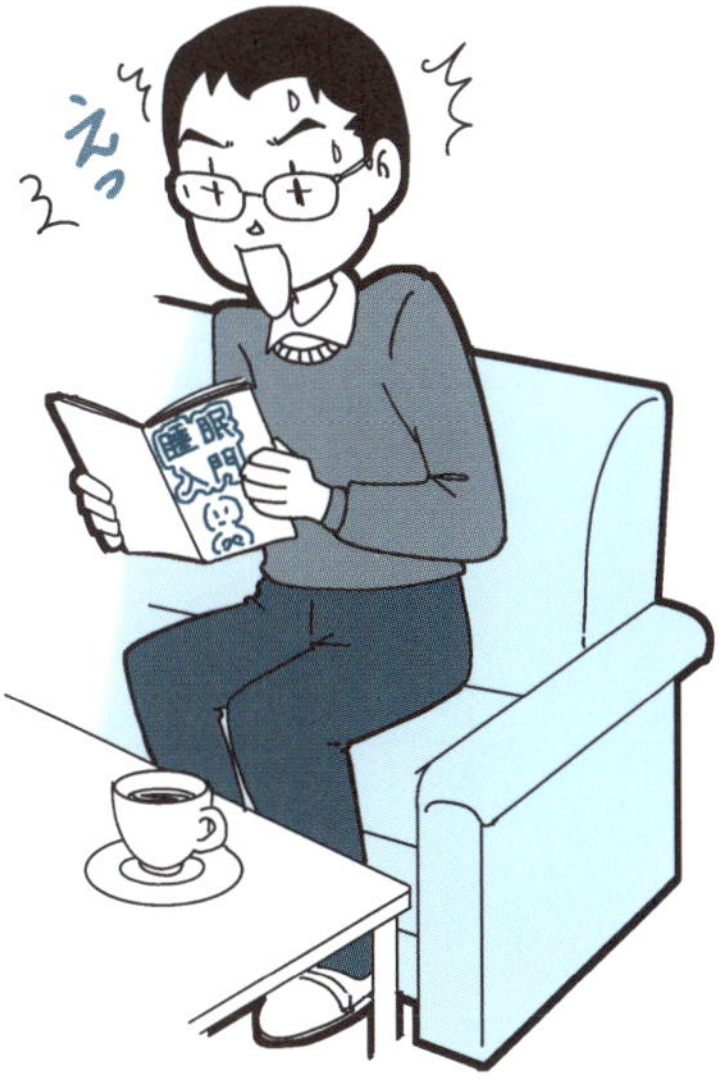

短時間睡眠は非効率？

短い睡眠時間でバリバリ忙しく働くというのが、ひと昔前のビジネスマンのライフスタイルでした。しかし、最新の研究から**短時間睡眠が体や脳に悪影響を与える**ことが明確になったことで、睡眠への考え方も変わりました。

科学雑誌『ネイチャー』に掲載されていた論文では、1時間の聞き取りテストを、夜行うと正解率が3分の1まで低下し、翌朝行うと正解率が3分の2にアップしたという結果が報告されていました。また、長く睡眠時間をとった人の方が正解率が高いという結果が出ました。一晩眠ると、記憶が整理されて記憶の定着率が高まるという報告もあります。

いまや世界で活躍するエグゼクティブは、ビジネスで最高の結果をだすためにも健康維持のためにも、十分な睡眠が必要だと考えている人がほとんどです。

睡眠によって
頭の働きがアップする!

ある高校が行なった調査によると、睡眠習慣と成績は大きく関係していることがわかりました。偏差値の高い生徒たちは、午後10時30分には寝て、7時間30分近く睡眠時間をとっていました。そして、偏差値の低い生徒たちは、午後11時30分以降に寝て、睡眠時間は7時間以下でした。

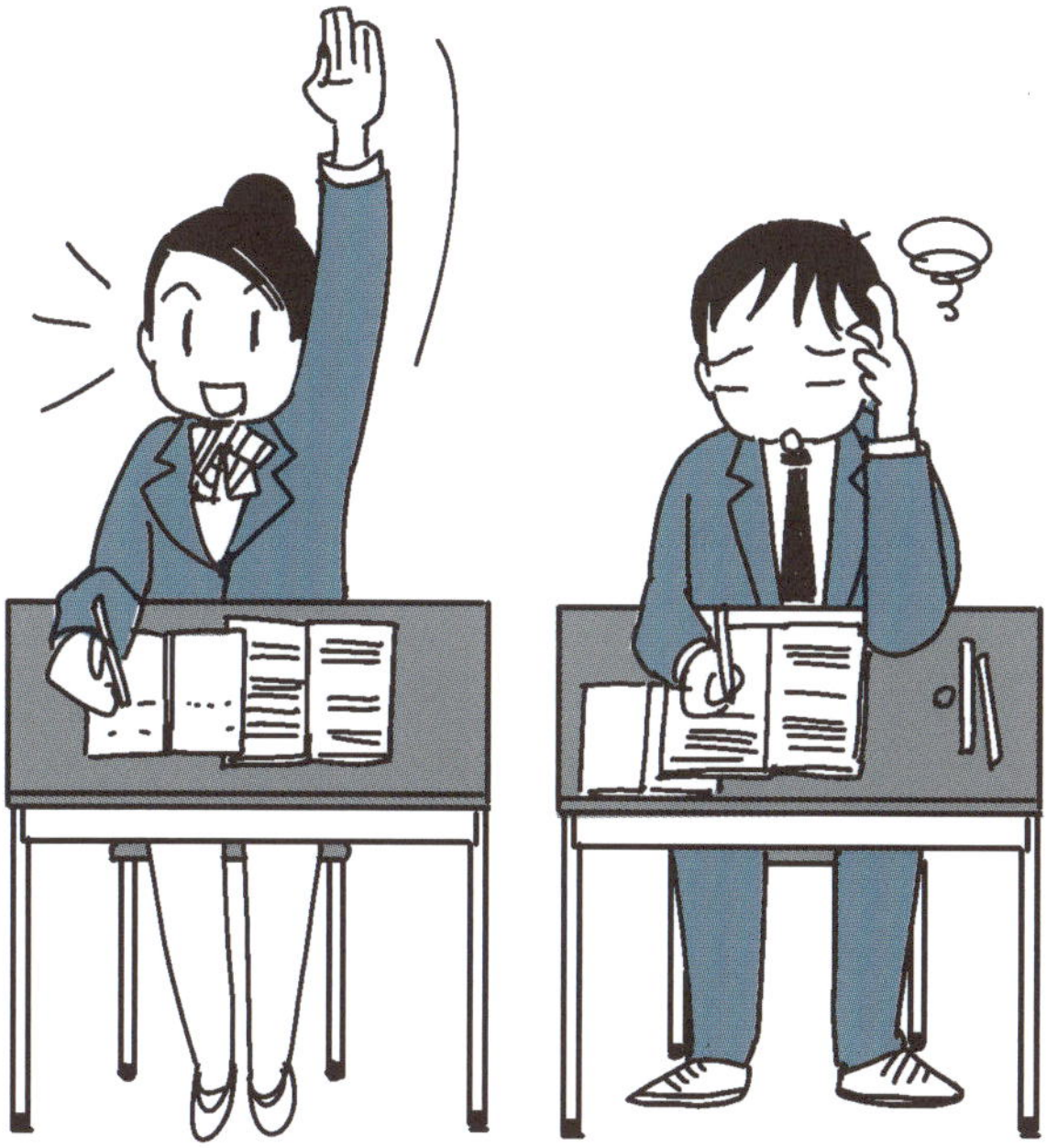

適度な睡眠時間をとった生徒ほど
成績がよいことが判明!

睡眠負債ってよくある寝不足のこと？

最近、睡眠負債という言葉が流行っています。**睡眠負債**とは、スタンフォード大学の教授らによって提唱されたもので、**毎日の睡眠不足によって、心身に悪影響を与える要素が積み重なっていく状態**を指します。たとえば、小さな借金が大きな負債へ膨れあがっていくように、日常的な不眠や徹夜、短時間睡眠などが、やがて大きな健康問題へつながるのです。

国立精神・神経医療研究センターが健康成人の必要睡眠時間を測定した研究結果では、平均約1時間の自覚していない潜在的睡眠不足があることが明らかになりました。さらに潜在的睡眠不足を解消すると、眠気、糖代謝、細胞代謝、ストレス応答などに関わる内分泌機能の改善が認められました。睡眠負債がかさむと、作業効率が悪くなるだけでなく健康もむしばまれる可能性があります。

日常的な寝不足になると
目に見えて現れてくる症状

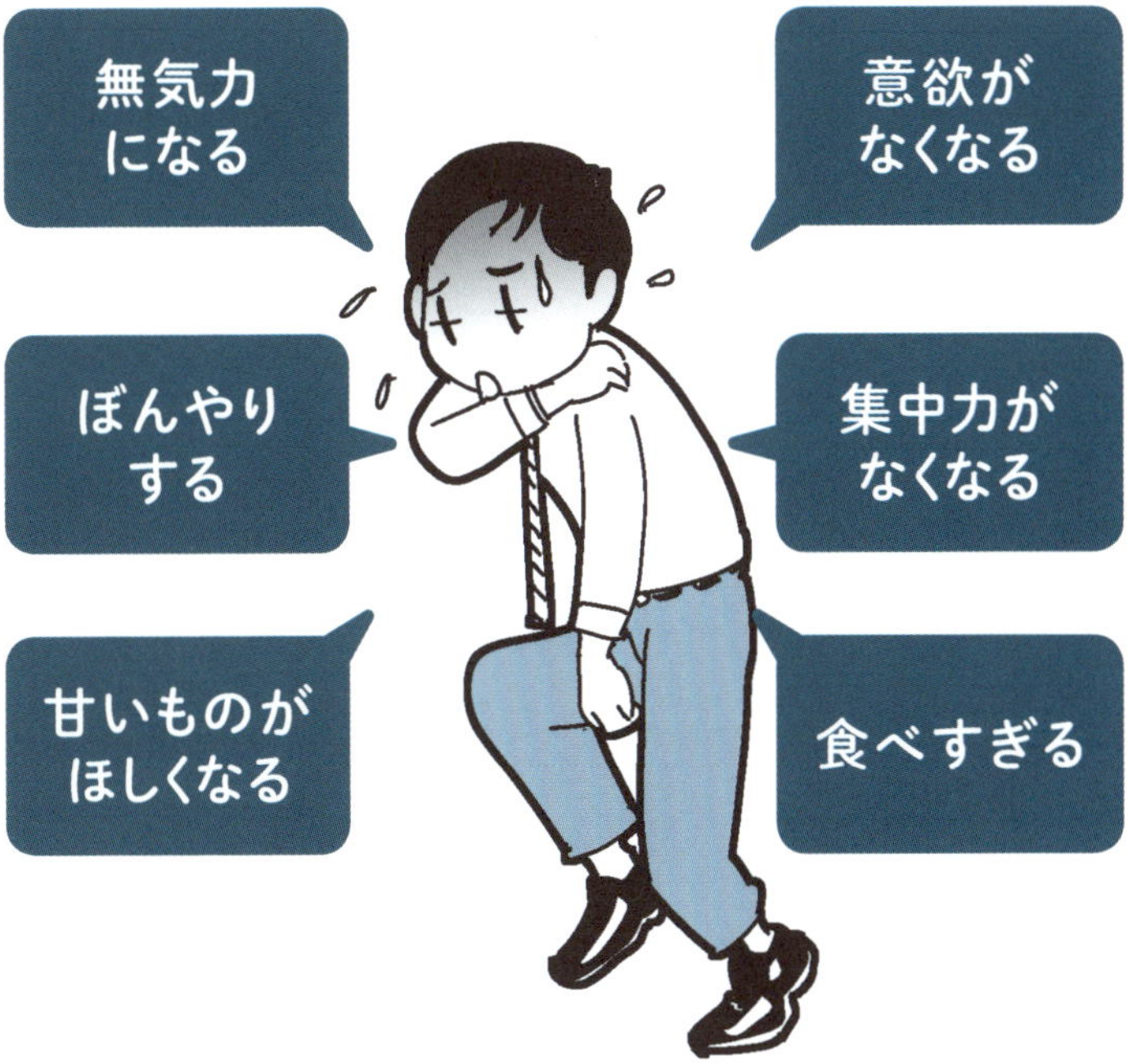
無気力
になる
意欲が
なくなる
ぼんやり
する
集中力が
なくなる
甘いものが
ほしくなる
食べすぎる

睡眠不足が続くと、誰もが何かひとつは思い当たる
症状ではないですか？

睡眠不足が長期間続くことで
注意力や集中力が低下していく!!

寝だめは睡眠不足の解消にはならない？

休日の寝だめで日頃の睡眠不足を解消するという考え方も、勘違いのひとつです。休日にまとめて寝だめすることで、心身は、海外旅行に行ったときのような時差ぼけ状態に陥ります。寝だめによって、逆に疲れがとれない、だるい、休日明けに眠い、平日眠れないといった弊害がでます。

ドイツのローネンバーグ教授は、平日と休日で睡眠リズムが大きく変わることで、体内時計と睡眠のタイミングがずれて、疲れや眠気がとれなくなる症状を**「社会的時差ぼけ（ソーシャル・ジェットラグ）」**と名付けて注意を喚起しています。寝だめを日常的に続けると、睡眠リズムが完全にずれて、日常的な睡眠障害となる可能性もあります。平日、休日関係なく、就寝や起床時間を規則正しくすることが、疲労回復につながります。

社会的時差ぼけ（ソーシャル・ジェットラグ）

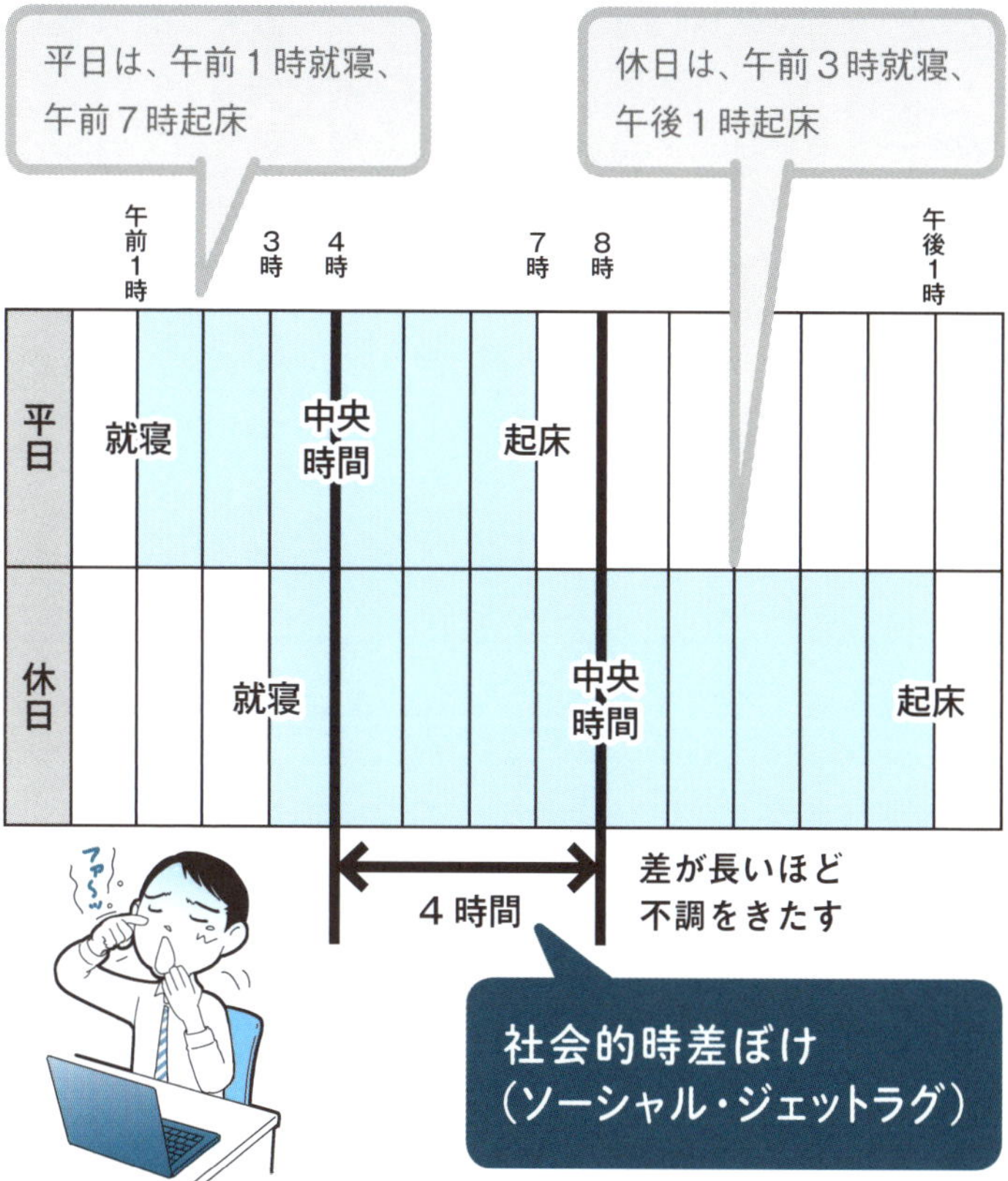

睡眠時間のちょうど真ん中の「中央時間」の差が
長くなればなるほど時差ぼけのような状態に陥る。

寝だめで睡眠不足を
解消しているはずが、逆効果に！

薬による睡眠はニセモノ？

不眠症を解消するために、医師が処方する睡眠薬（睡眠導入剤）、処方箋なしで買える睡眠改善剤などを使う方も多いことと思います。現在、広く処方されている睡眠薬は、脳神経の興奮を抑えるガンマ・アミノ酪酸の働きを助けて、眠気を強めるものです。しかし、**安易に睡眠薬を使っても、質の高い眠りは得られません。**睡眠薬で神経を鎮静させて無理矢理眠っても、脳に成長ホルモンを分泌させて細胞の再生を促す作用は期待できません。睡眠薬による睡眠はいわばニセモノです。最新の研究では、睡眠薬で無理矢理眠っても、不眠症の人と寿命はかわらなかったというデータがでました。そこで、本書では、まず生活のリズムを整えて、朝日を浴びて体内時計をリセットし、セロトニンやメラトニンなどのホルモンが分泌されて自然の眠りを得る、**睡眠薬を使わないで本物の睡眠をつくりだす目覚め方**をアドバイスします。

睡眠薬の弊害

依存性

離脱症状

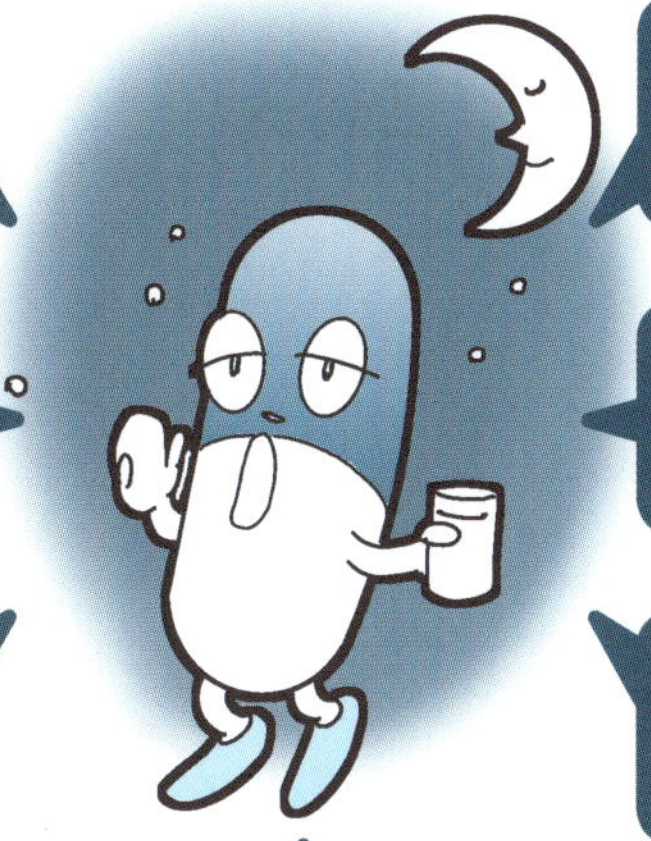

注意力の散漫

脱力感

イライラ

頭痛

反跳性不眠

突然、薬の使用を中断すると逆にひどい不眠症に悩まされる

睡眠薬を飲んでいる高齢者は、アルツハイマー型認知症になりやすい

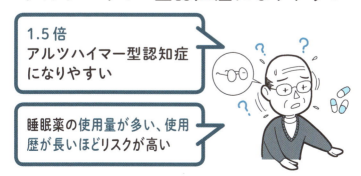

1.5倍
アルツハイマー型認知症になりやすい

睡眠薬の使用量が多い、使用歴が長いほどリスクが高い

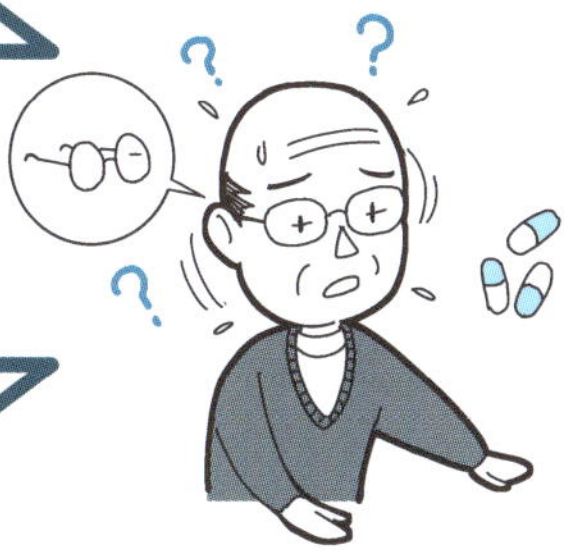

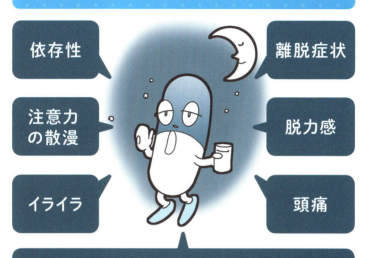

早く寝るのが快眠の秘訣？

早寝早起きがいいとよくいわれていますが、遅い時間に寝るのと同様、あまり**早寝しすぎても体内リズムがずれてきます**。

34ページの「睡眠のゴールデンタイム」で説明しますが、睡眠のゴールデンタイムは、眠りについてから2〜3時間で、この間に成長ホルモンの分泌量が多くなります。また、午後10時から午前2時には、睡眠ホルモンと呼ばれているメラトニンの分泌量が多くなります。ゴールデンタイムに質の高い睡眠をとることで、体が効率的に脳を休め、細胞を再生することができるのです。

また、就寝時間ではなく、快適な目覚めができるように、朝の日光を浴びて起きる起床時間の方を大切に考えてください。質のよい睡眠は、よい目覚めから生まれます。１０９ページから始まる第４章で、理想の目覚め方をアドバイスします。

早寝よりも1日のリズムをつくろう

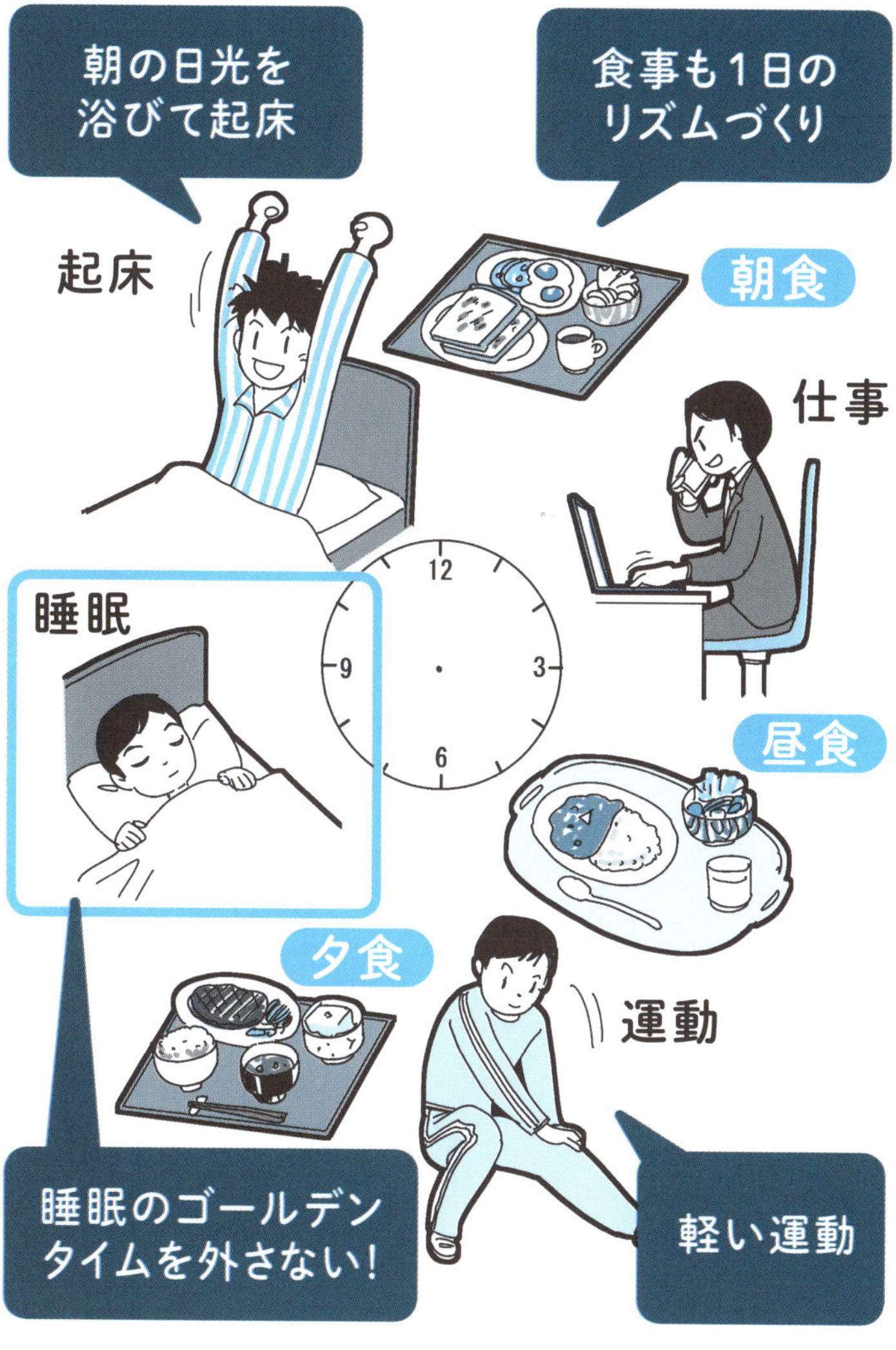
朝の日光を
浴びて起床
食事も1日の
リズムづくり
起床
朝食
仕事
睡眠
12
9
3
6
昼食
夕食
運動
睡眠のゴールデン
タイムを外さない!
軽い運動

COLUMN

ナポレオンはショートスリーパー?

ナポレオン1世は、毎日3時間程度しか眠らない短時間睡眠者（ショートスリーパー）として有名です。その真偽の程は不明ですが、ショートスリーパーは、平均的な睡眠時間の人々と比べて、浅い眠りであるレム睡眠の時間が少ないといわれています。また、ショートスリーパーは遺伝によるものという研究結果もあります。普通の人がナポレオンのように、睡眠時間を削って仕事や勉強の時間をつくろうとしても、結局昼間に激しい眠気に襲われてかえって非効率です。

51歳で死去したナポレオンの死因は多々ありますが、いまでは胃潰瘍と胃がんによるものというのが定説となっています。もしかすると長年にわたる短時間睡眠が彼の健康を損ねていたのかもしれません。

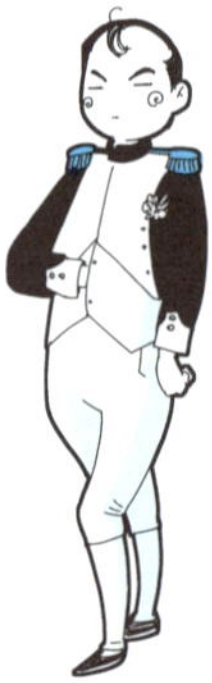

第1章

睡眠はなぜ必要?

人や動物にはどうして睡眠が必要なのでしょうか。
睡眠の基本について説明します。

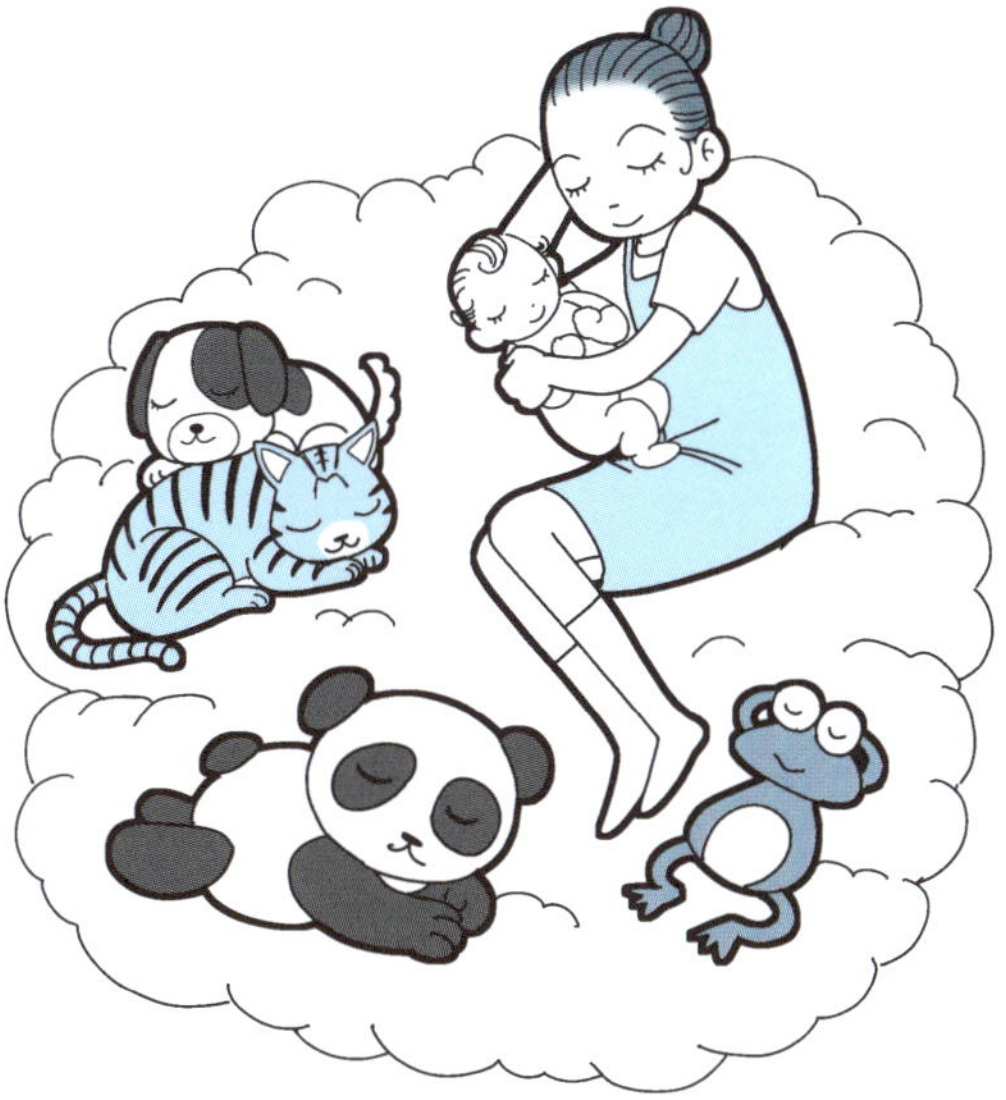

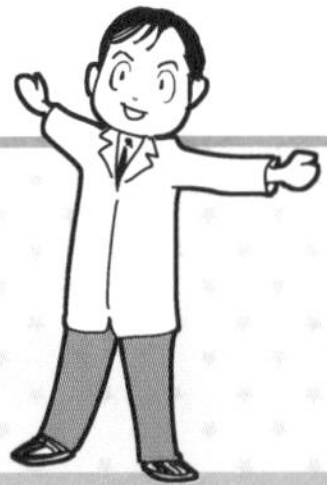

知っていますか?

寝るときの靴下は、禁止！

足が冷えるからと、靴下を履いて寝る冷え性の女性が多いようですが、靴下は快眠を妨げるもとです。

寝始めはよいのですが、靴下は睡眠中の足先からの放熱を妨げてしまうため、熟睡度がさがってしまいます。

靴下を履いて寝て、夜中に暑くて靴下を脱いだりしているのは、そのせいです。寝る直前まで靴下を履いているのはよいのですが、眠るときは靴下を脱ぎましょう。

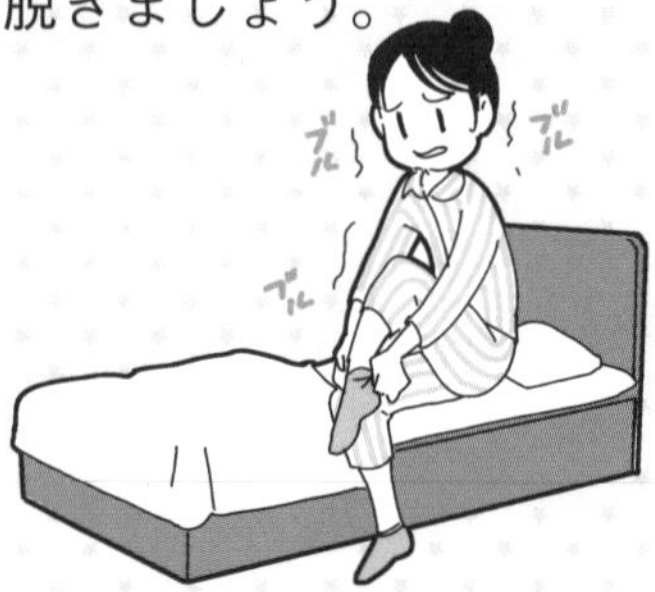

QUESTION 1

続けると早く死ぬのはどっち?

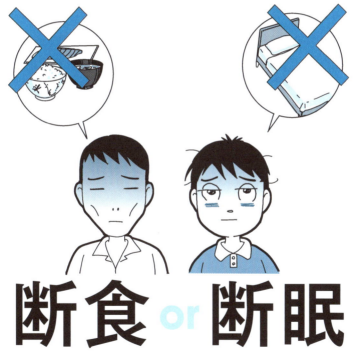

断食 or 断眠

答えは次のページにあります。

ANSWER

断眠

断食した人間が、水だけで24日間耐えられたという事例があります。しかし、人間が眠らないで耐えられるのは最大2日間といわれています。それ以上は幻影を見たり、精神に影響がでてきます。断食と断眠の影響を調べた動物実験では、断眠を強いられた動物の方が早く死んだという結果があります。断眠は健康と精神に多大な影響をおよぼすため、現在ギネスブックでは断眠記録への挑戦を認めていません。

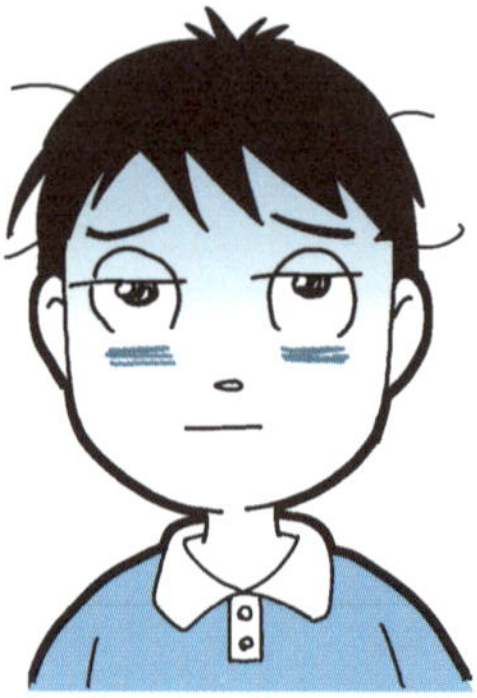

QUESTION 2

睡眠時間が短いのは?

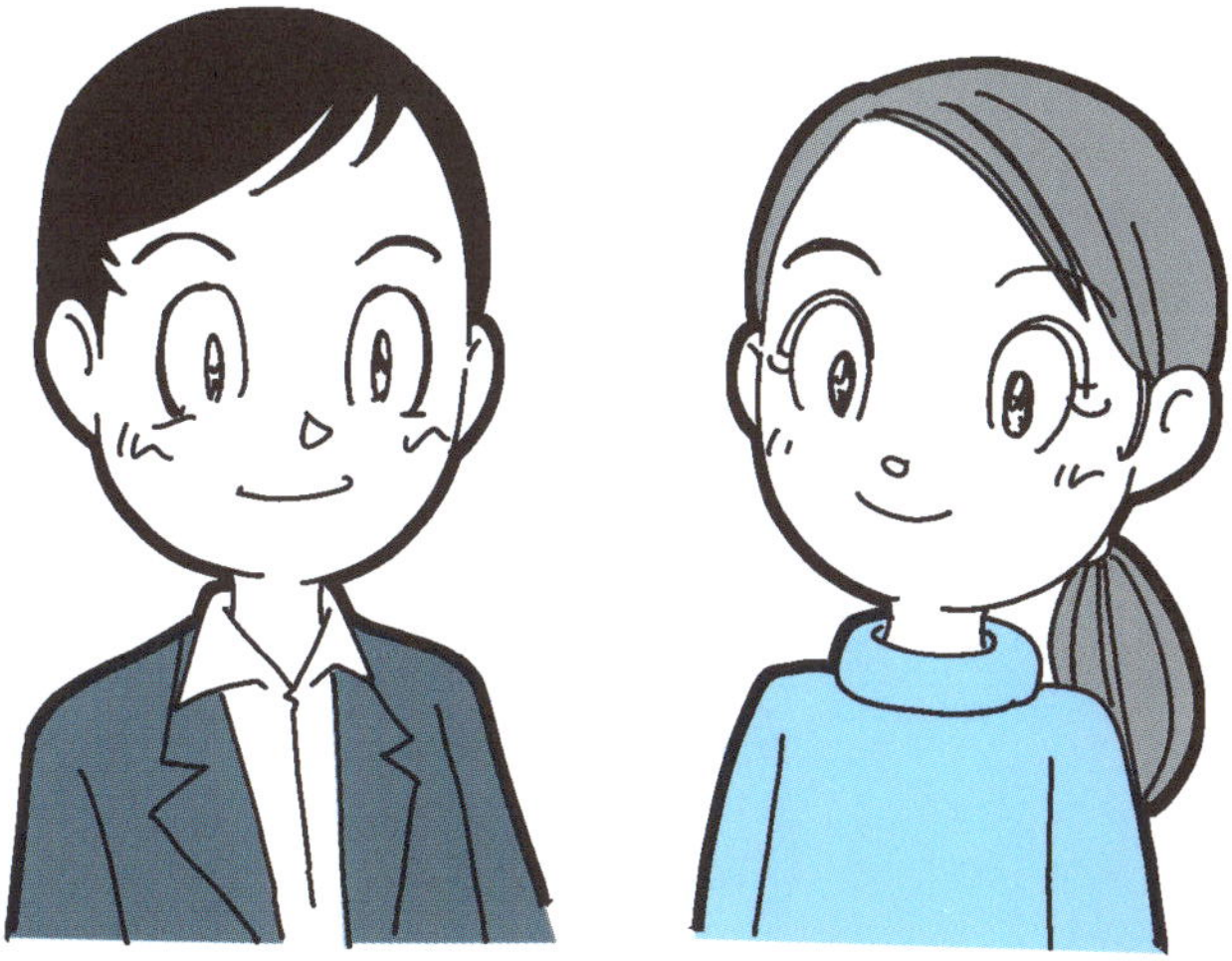

男性 or 女性

答えは次のページにあります。

ANSWER

女性

厚生労働省の発表（2017年）によると、女性の方が睡眠時間が短いという統計結果が出ています。女性の体は、ホルモンの働きに大きく左右されます。睡眠もその影響を受けてリズムがおかしくなり、月経前や妊娠中には極度の眠気、更年期になると不眠の症状がでやすくなります。女性の体は、ライフステージごとに変化します。体の変化を正しく理解して、適切な体調管理を行いましょう。

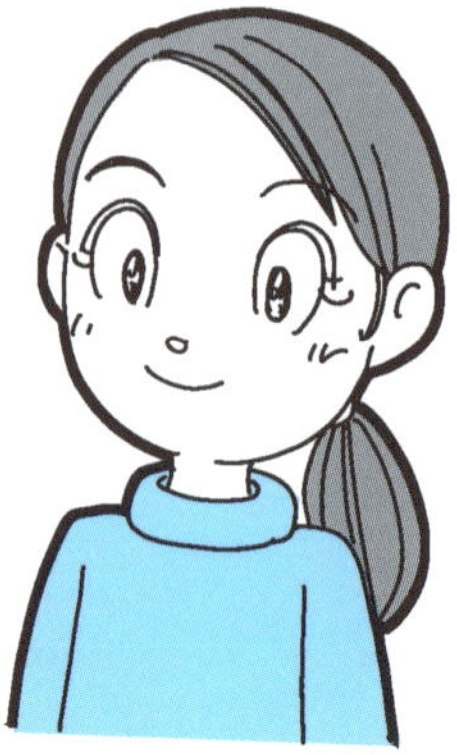

QUESTION 3

睡眠薬を飲み続けると眠れなくなる?

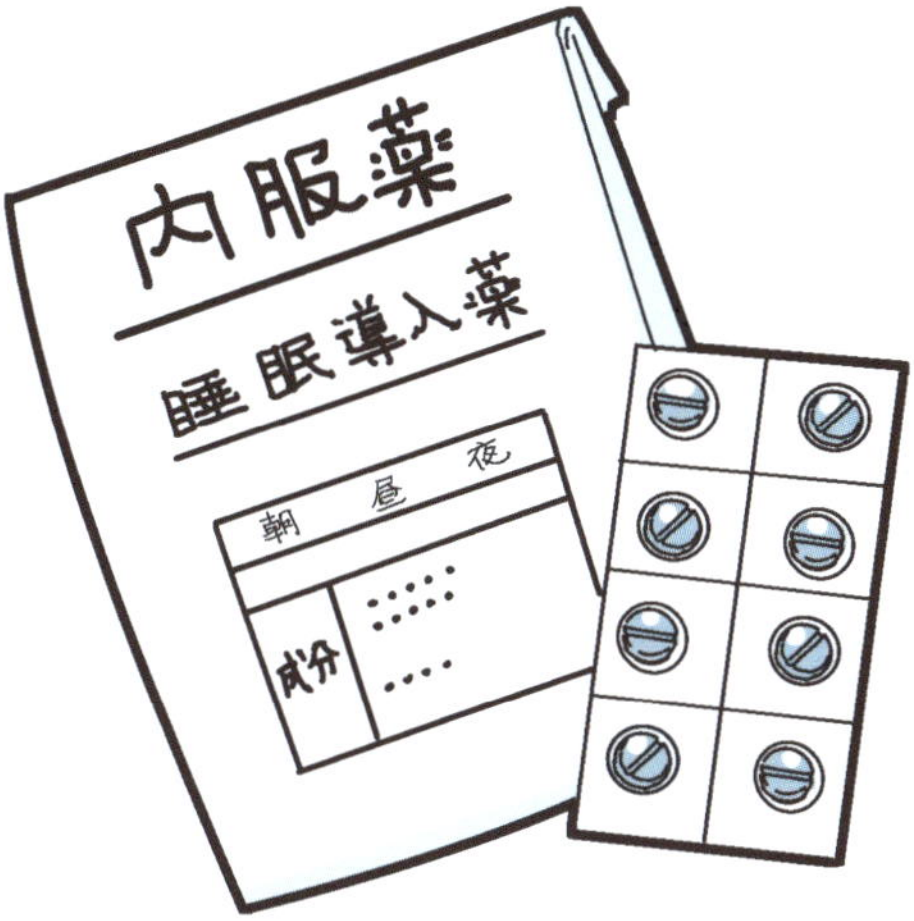

YES or NO

答えは次のページにあります。

ANSWER YES

眠りたくても眠れない不眠症のつらさは深刻なものです。しかし、安易に睡眠薬の力を借りて眠ることができたとしても、それはニセモノの睡眠です。人間の体は、眠ることで脳内ホルモンを分泌させて、細胞の再生を高めます。睡眠薬による睡眠では、体が求める質の高い眠りは得られません。それどころか反対に眠れない脳になってしまいます。薬は対処療法に過ぎず、根本治療にはならないことを理解しましょう。

私たちは生きるために眠る

眠りは、食べることと同様に、人間にとって大切な営みです。しかし、いままで睡眠が健康におよぼすさまざまな影響については、真剣に考えられていませんでした。この章では、睡眠がいかに生体活動に欠かせないものかについてお伝えします。

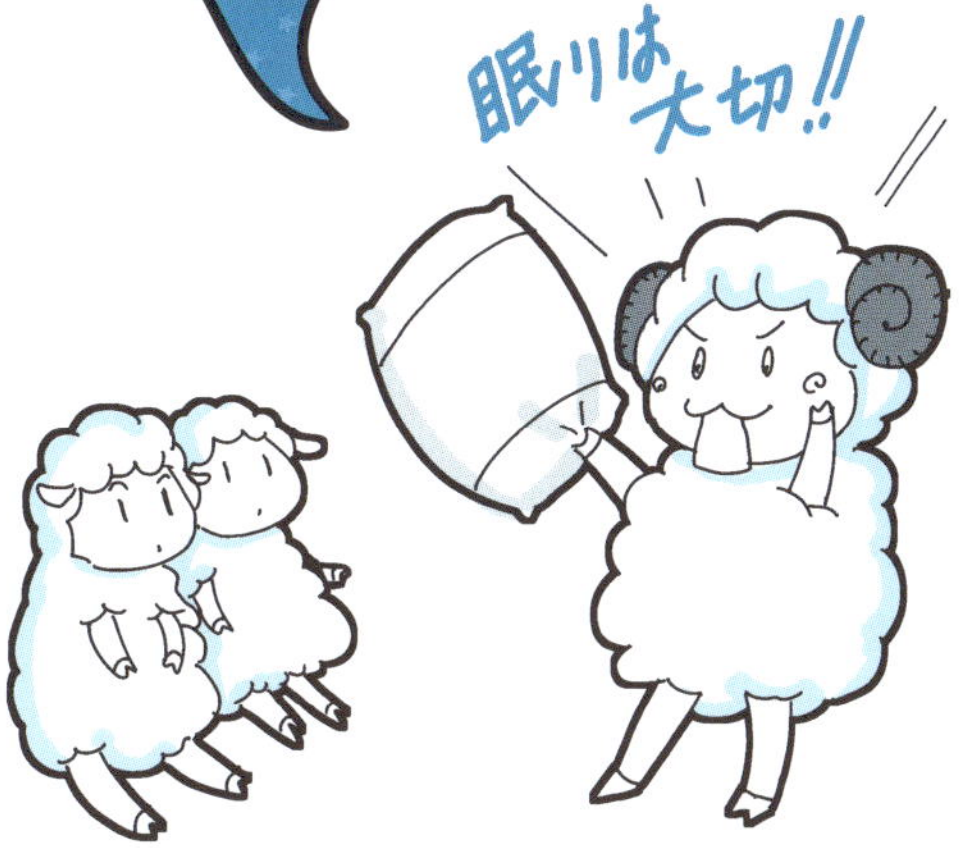

なぜ睡眠が必要なのか？

人は、1日の約3分の1を睡眠時間にあてています。睡眠は体の疲れをとるためにも必要なことですが、体の疲れは1時間半くらいの睡眠で回復します。人生の3分の1もの時間を必要とする睡眠は、なぜ必要なのでしょうか？

睡眠が必要である最も大きな理由は、脳の休息のためです。睡眠によって脳を休めることで、体の中では成長ホルモンが細胞の再生と成長を促し、脳内では記憶と情報の整理をしていると考えられています。睡眠中には、毎日5千億～1兆個もの細胞が再生され、骨や筋肉をつくり、傷んだ組織を修復するという機能が働いています。つまり、毎日の睡眠は、脳と体のために働く、人間が生きていく上で欠かせない時間といえます。多少眠らなくても大丈夫だと考えて無理をすると、体と脳を台なしにしていることになります。

睡眠の役割
眠っている間にこんなに多くの重要なことが行われている！

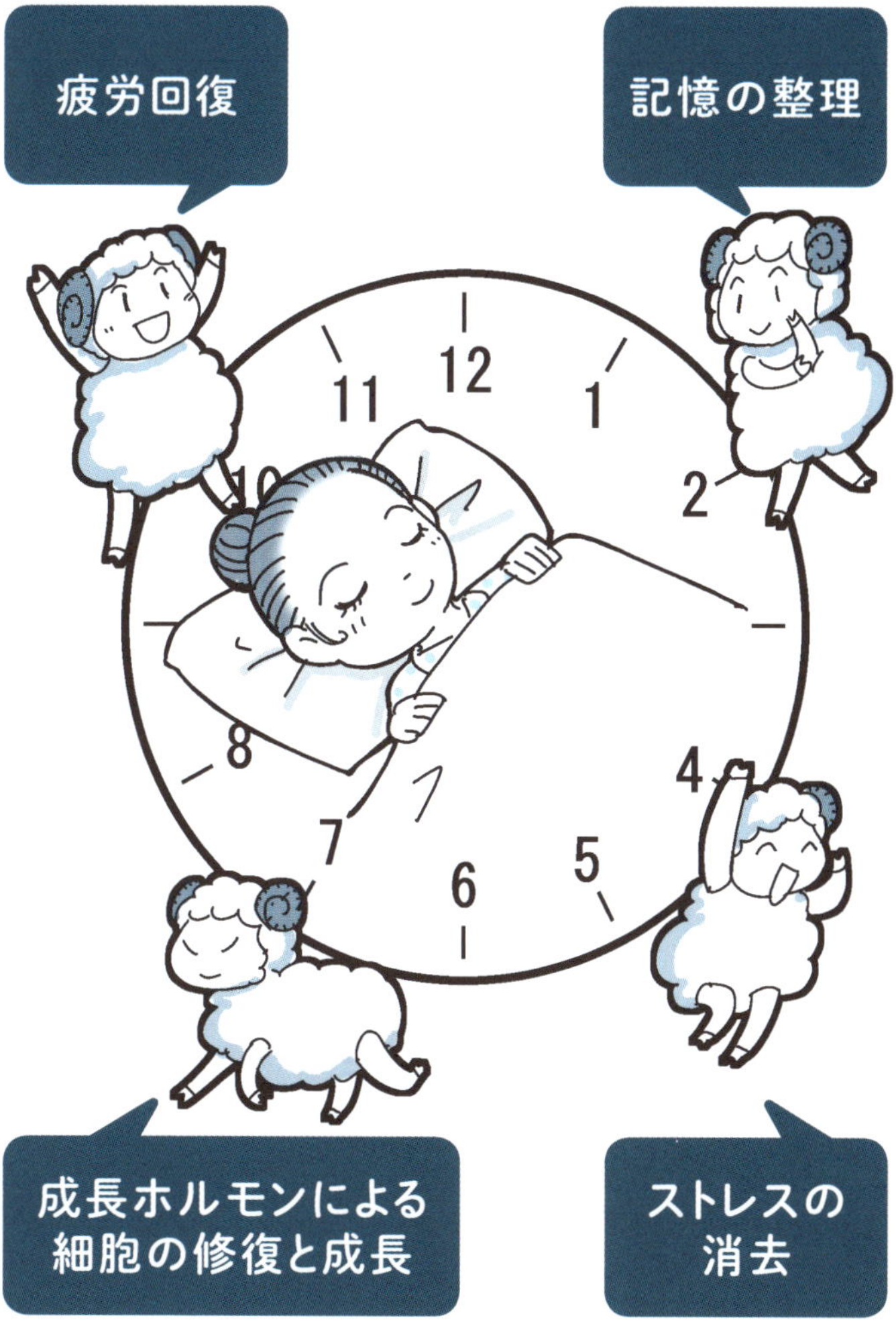
疲労回復
記憶の整理
成長ホルモンによる細胞の修復と成長
ストレスの消去

レム睡眠とノンレム睡眠

眠りには、レム睡眠、ノンレム睡眠の2種類があります。

レム睡眠は、体は休んでいるけれども脳が動いている浅い眠りの状態です。光や音の刺激に反応したり、トイレに起きたりするのはレム睡眠の状態のときです。よく夢を見るのもレム睡眠のときです。レム睡眠中に、脳が記憶を整理したり、筋肉の疲労回復をしたりすると考えられています。レム睡眠のときに目覚めるのが快適です。

ノンレム睡眠は、脳が休んでいる深い眠りの状態です。眠りが深くなるにつれて、呼吸回数や脈拍数が低下していきます。

ノンレム睡眠は眠りの深さに応じて4段階に分けられ、このときに成長ホルモンが活発に分泌されて新陳代謝を促し、皮膚や筋肉、骨などの細胞の再生、傷ついた筋肉や内臓の修復、脳の成長などが行われます。

眠りにはレム睡眠とノンレム睡眠の2種類がある

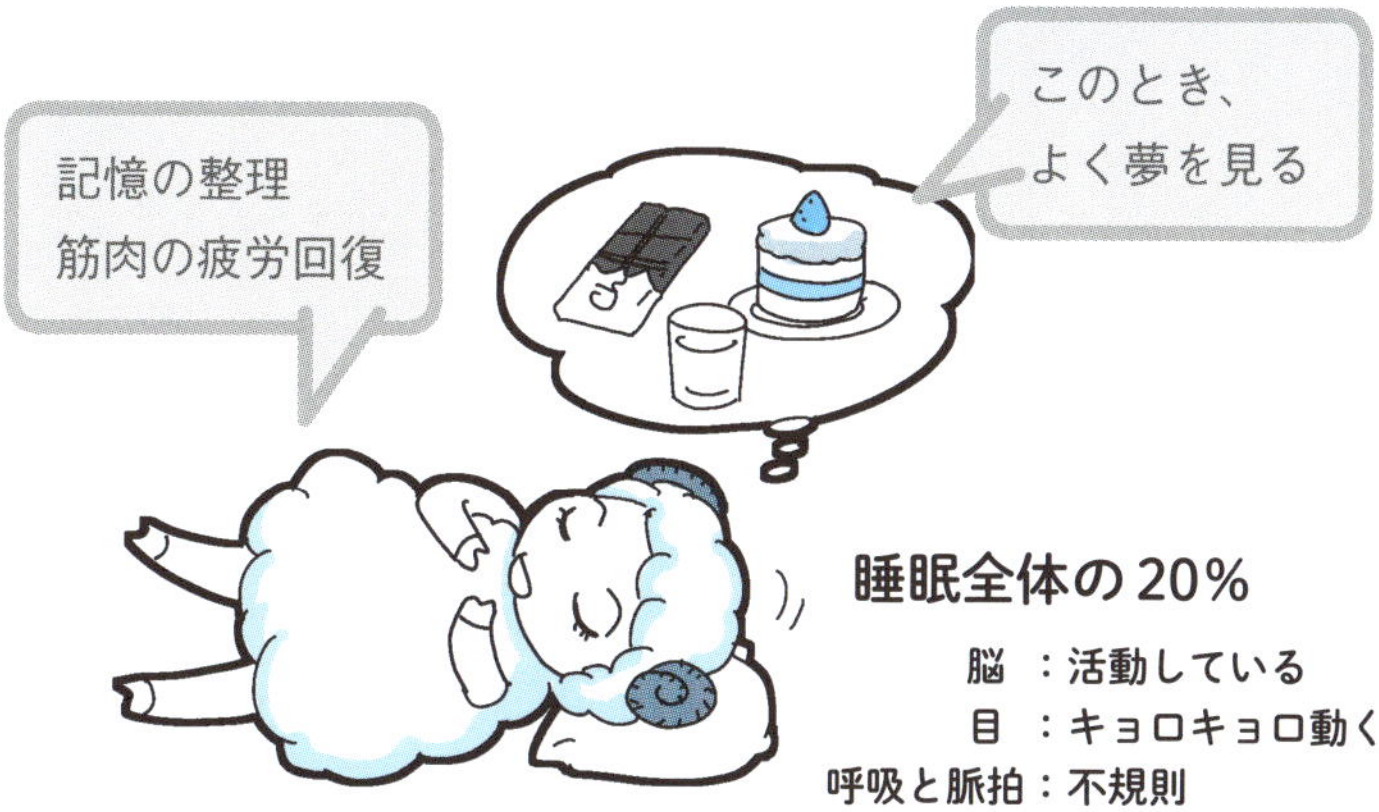
記憶の整理
筋肉の疲労回復
このとき、
よく夢を見る

睡眠全体の20%

脳　：活動している
目　：キョロキョロ動く
呼吸と脈拍：不規則
血圧：変動する

脳が活動している時間
レム睡眠

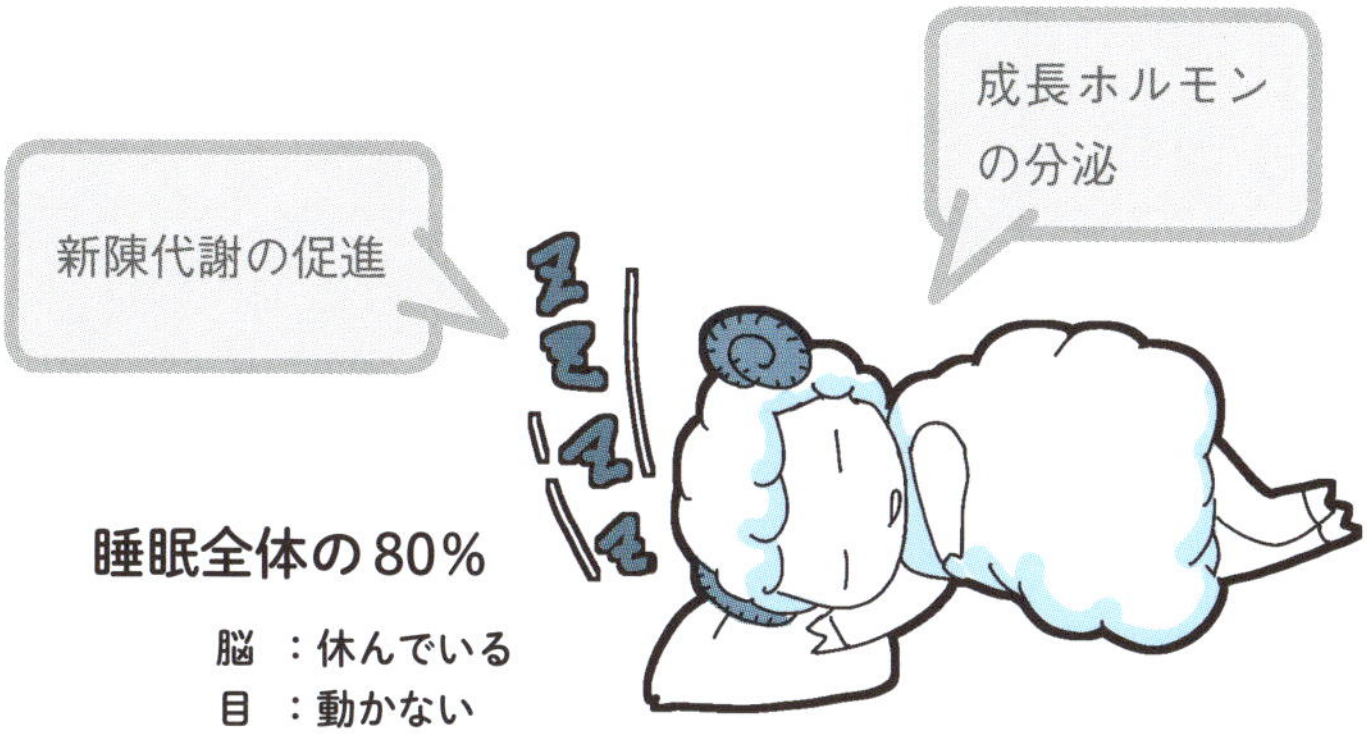

睡眠全体の80%

脳　：休んでいる
目　：動かない
呼吸と脈拍：減る
血圧：さがる

脳を休めている時間
ノンレム睡眠

睡眠のパターン

一般的な人の睡眠にはパターンがあり、寝始めに一番眠りが深いステージ4のノンレム睡眠が現れます。その後、レム睡眠とノンレム睡眠の1セット約90分のサイクル（周期）で繰り返し、ノンレム睡眠の深さが次第に浅くなっていき、自然な目覚めにつながります。

最初の90分で訪れるノンレム睡眠は一番眠りが深く、このときに成長ホルモンが最も活発に分泌され、細胞の再生や脳の成長などが促進されて、睡眠の質を決定します。睡眠では、実はこの**寝始めの90分のノンレム睡眠の深さと、トータルの睡眠時間の長さが一番重要**です。

就寝時に心拍数を落ちつかせて毛細血管の血流をよくした状態にすることで、寝つきがよく、最初の90分のノンレム睡眠が深まります。

睡眠パターン レム睡眠とノンレム睡眠の1セットが約90分サイクルで繰り返す

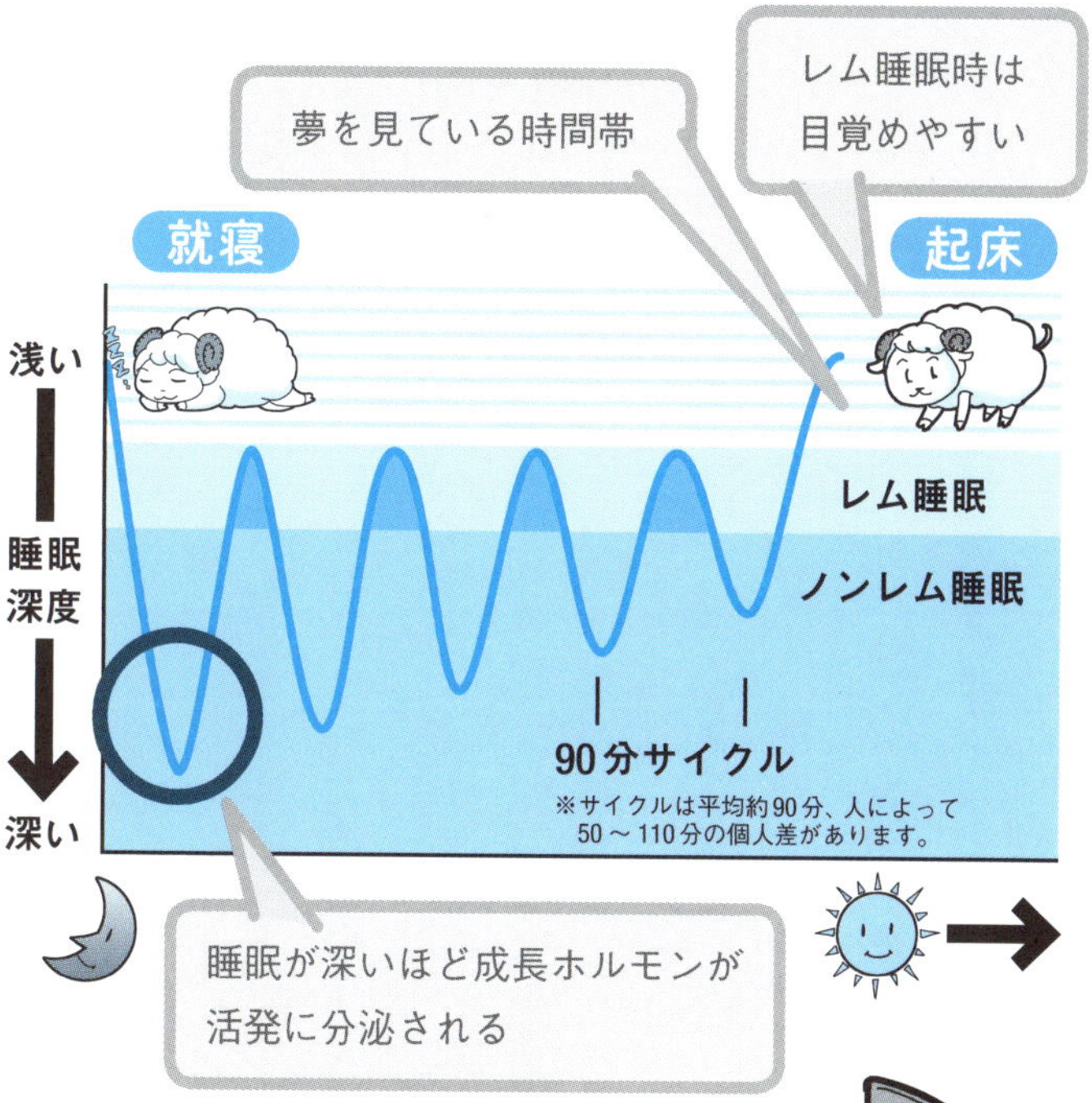

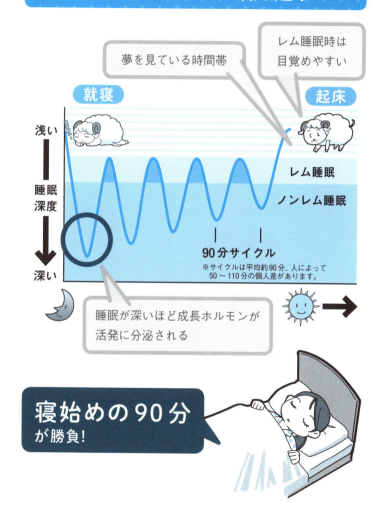

睡眠のゴールデンタイム

成長ホルモンは、脳下垂体から分泌されるホルモンです。大人に成長ホルモンは関係ないと思う人も多いようですが、睡眠中には、実に毎日5千億～1兆個の細胞が再生されるといわれています。睡眠中に分泌された成長ホルモンの働きは、骨の成長の促進、筋肉のタンパク質合成の促進、内臓や器官の発育、皮膚のメラニン色素の回収、脳の休息など、多岐にわたります。

成長ホルモンは、眠りについてから2～3時間分泌されます。そして、**午前3時以降は分泌しない**という報告があります。また、最近では、**寝始めの眠りの深さに比例する**という研究結果もあります。脳を休息させ、細胞の成長を促すためにも、午後10時に寝ることがおすすめですが、現代生活の中ではむずかしいでしょうから、最低でも午前0時前には寝るようにしましょう。

成長ホルモンが最も分泌されるのは寝始めの眠りの深さに比例する

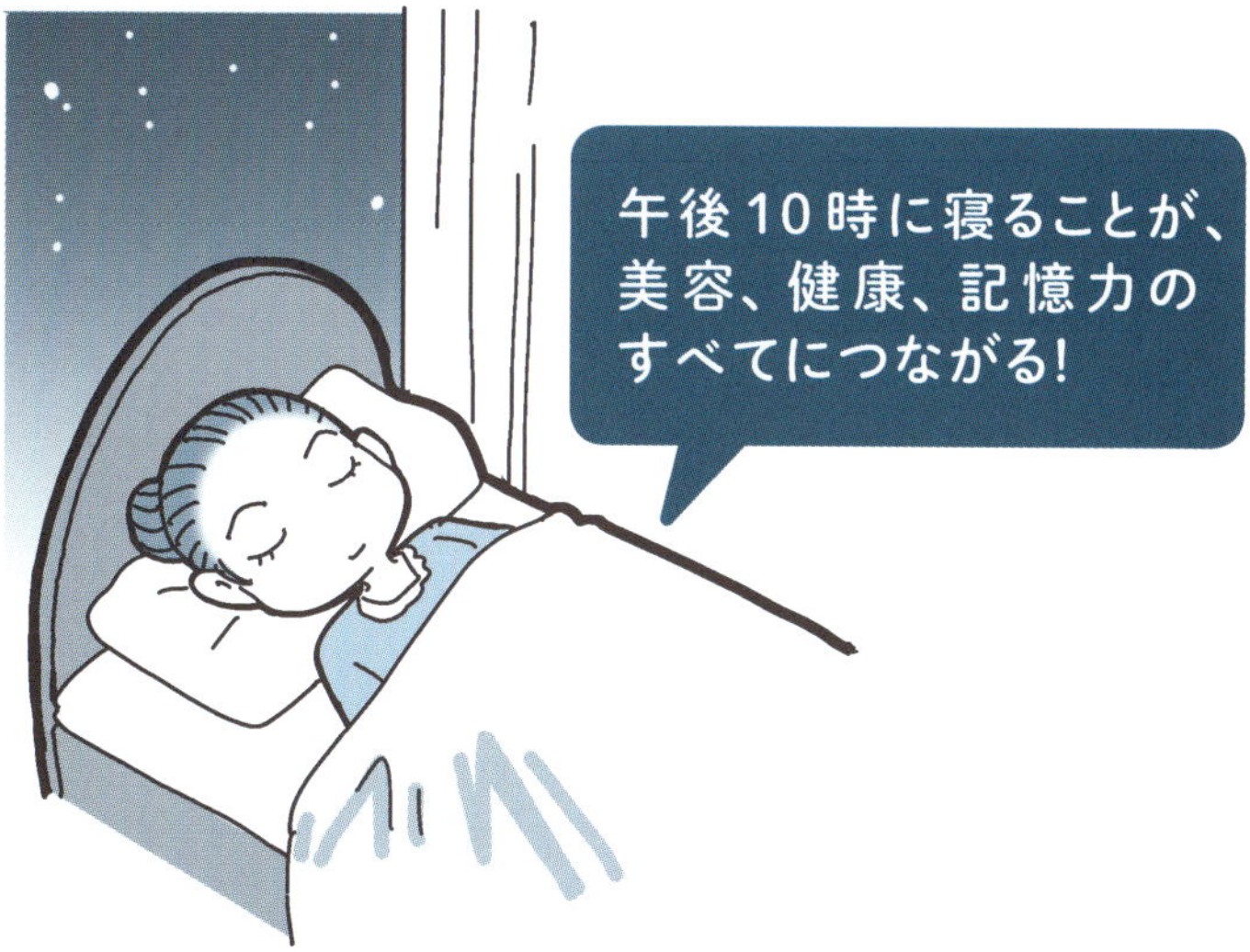
午後10時に寝ることが、美容、健康、記憶力のすべてにつながる！

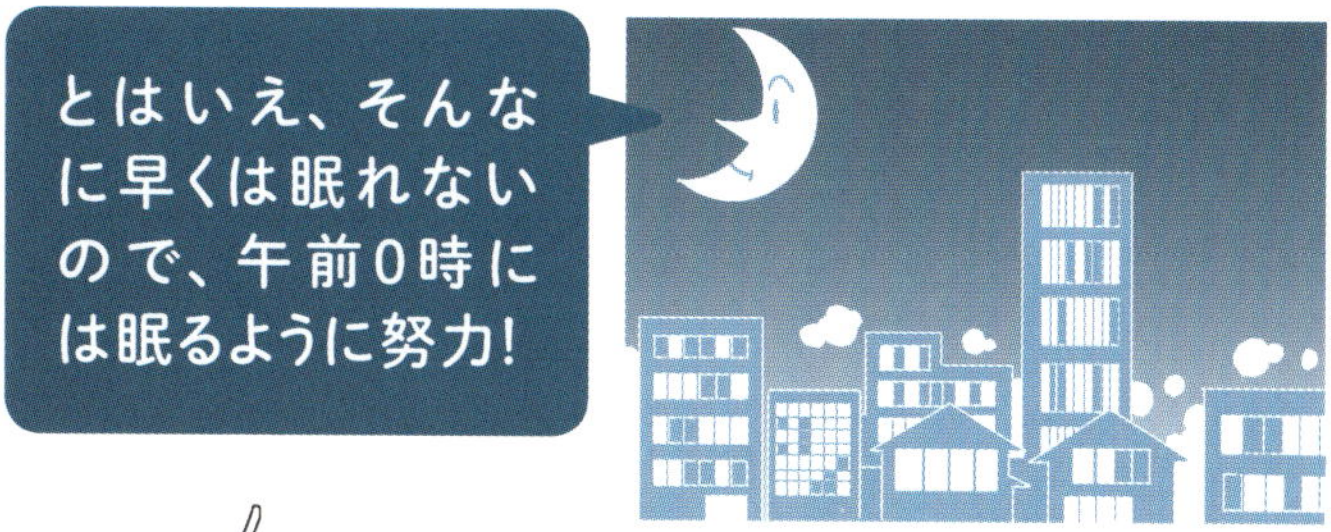
とはいえ、そんなに早くは眠れないので、午前0時には眠るように努力！

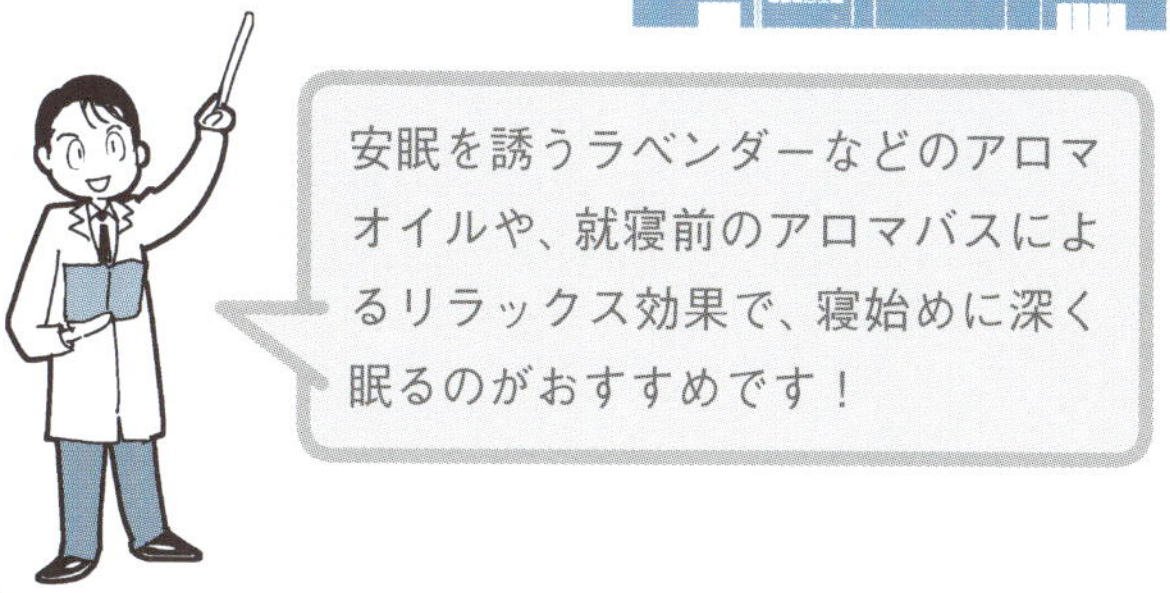
安眠を誘うラベンダーなどのアロマオイルや、就寝前のアロマバスによるリラックス効果で、寝始めに深く眠るのがおすすめです！

理想は7時間30分睡眠

睡眠時間には個人差がありますが、脳や体の健康のために、理想の睡眠時間を考えてみましょう。

32ページで述べたように、レム睡眠とノンレム睡眠の1セット約90分を基準として考えます。脳が新しい記憶を整理して定着させるには、少なくとも5セットが必要とされています。

そこから導き出すと、必要となる**理想の睡眠時間は、約90分×5セット＝7時間30分**となります。

睡眠負債を招かないためにも、理想の睡眠時間7時間30分をめざしましょう。

11万人を対象にした大規模調査では、7時間睡眠の人の死亡リスクが最も低く、これより短時間でも長時間でも死亡リスクが高いという結果がでています。

理想の睡眠時間
約90分×5セット＝7時間30分

1セット

（レム睡眠 ＋ ノンレム睡眠）

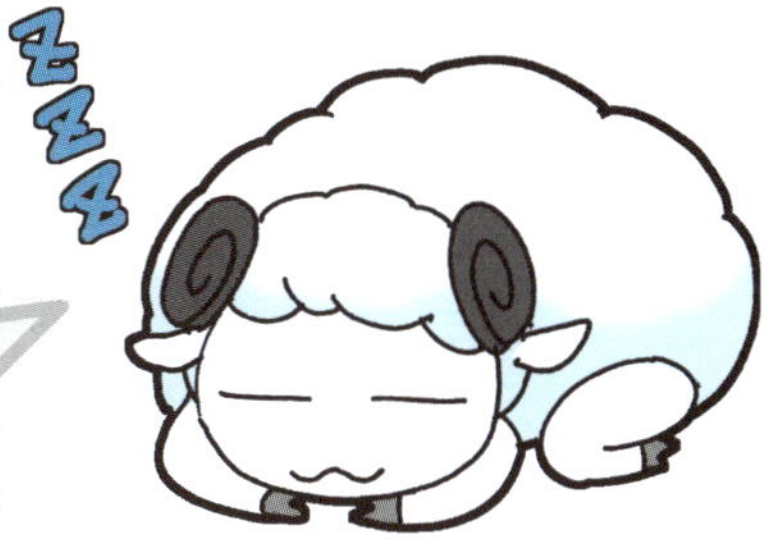

健康な体をつくるためにも7時間30分睡眠をめざそう！

眠りの前の入眠儀式

・あお向けになって、全身をリラックスさせて、体の力を抜く。
・心をからっぽにして、心地良い風景をイメージする。

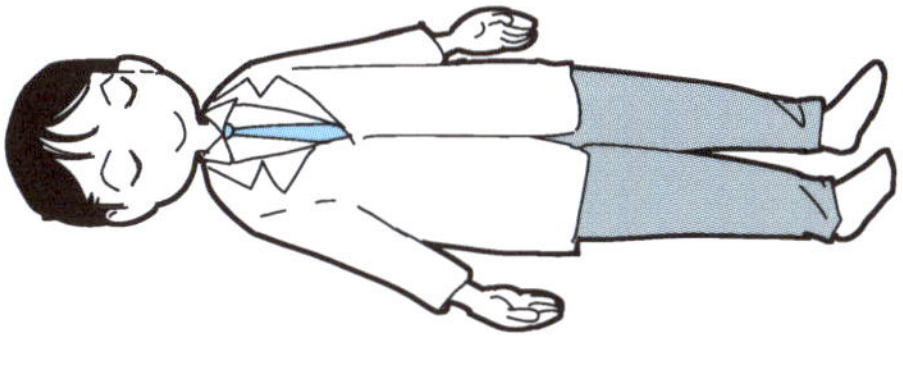

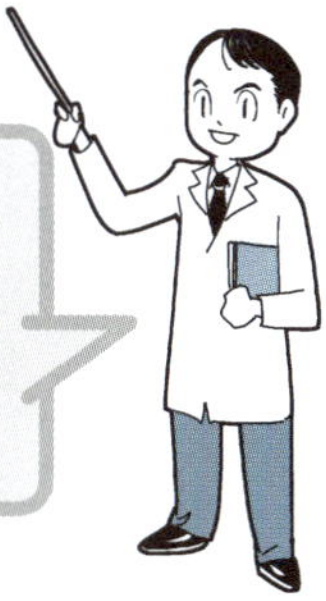

高ぶった神経をしずめるために、眠る前に、心身をリラックスさせるとよいです。
私は、毎晩感謝の念を胸にして眠るようにしています。

睡眠中に血液が生産される

血液は、主に睡眠中に、血液の工場である骨髄で生産されます。骨髄の中では、約2千億個の赤血球、約1千億個の白血球、約1億個の血小板が毎日つくられているのです。

寝不足が続くと、骨髄が血液を生産できなくなり、腸の活動も衰えて、古い血液が使い回されることになります。そのために、血液の質が低下したり、免疫力が低下したりして、さまざまな不調の原因になります。

睡眠は、血液工場である骨髄を稼働させるガソリンのようなもの。毎日の睡眠は、新しい血液や細胞をつくりだすもとです。寝る前に体を温めて、質のよい睡眠環境を整えることで、副交感神経が優位になり、脳内、体内、毛細血管の血流が増し、免疫力がアップして健康な体をつくります。

質の高い睡眠で健康な体内環境が整う

快眠

体を温めて
寝始めの90分の睡眠の質を高め
7時間30分睡眠をめざす

成長ホルモンの分泌

内臓の活性化

副交感神経が
優位に!

血流アップ!

**質の高い
血液の生産**

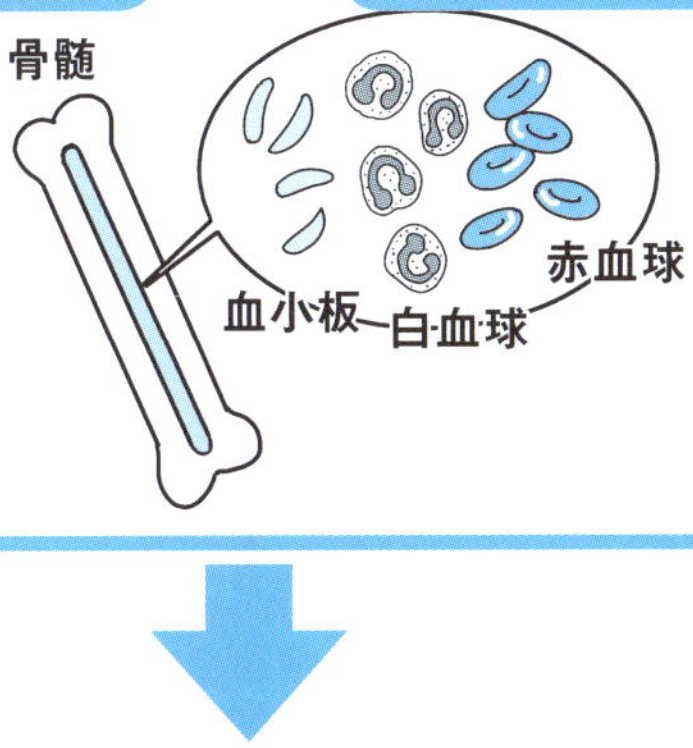

**快適な
目覚め**

健康な体へ

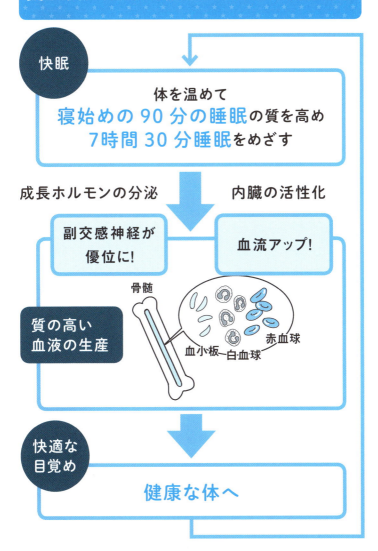

昼につくられるセロトニン

よい睡眠を得るためには、脳から分泌されるホルモンの働きが欠かせません。眠るために必要なのは、睡眠ホルモンとも呼ばれるメラトニン。そして、そのメラトニンの材料となるのがセロトニンです。

セロトニンは、日中に日光を浴びることで生産されます。セロトニンの材料は、トリプトファンというアミノ酸なので、肉や魚、大豆系食品などをとることでも分泌を高めることができます。

また、幸福ホルモンとも呼ばれるセロトニンは、好きなことや楽しいことをしているとき、リズム運動をしているときなどにも分泌されます。

日中、日光を浴び、運動や楽しいことをして、セロトニンの分泌をどんどん促しましょう。

よい睡眠を得るために
朝から日中にセロトニンを生産する

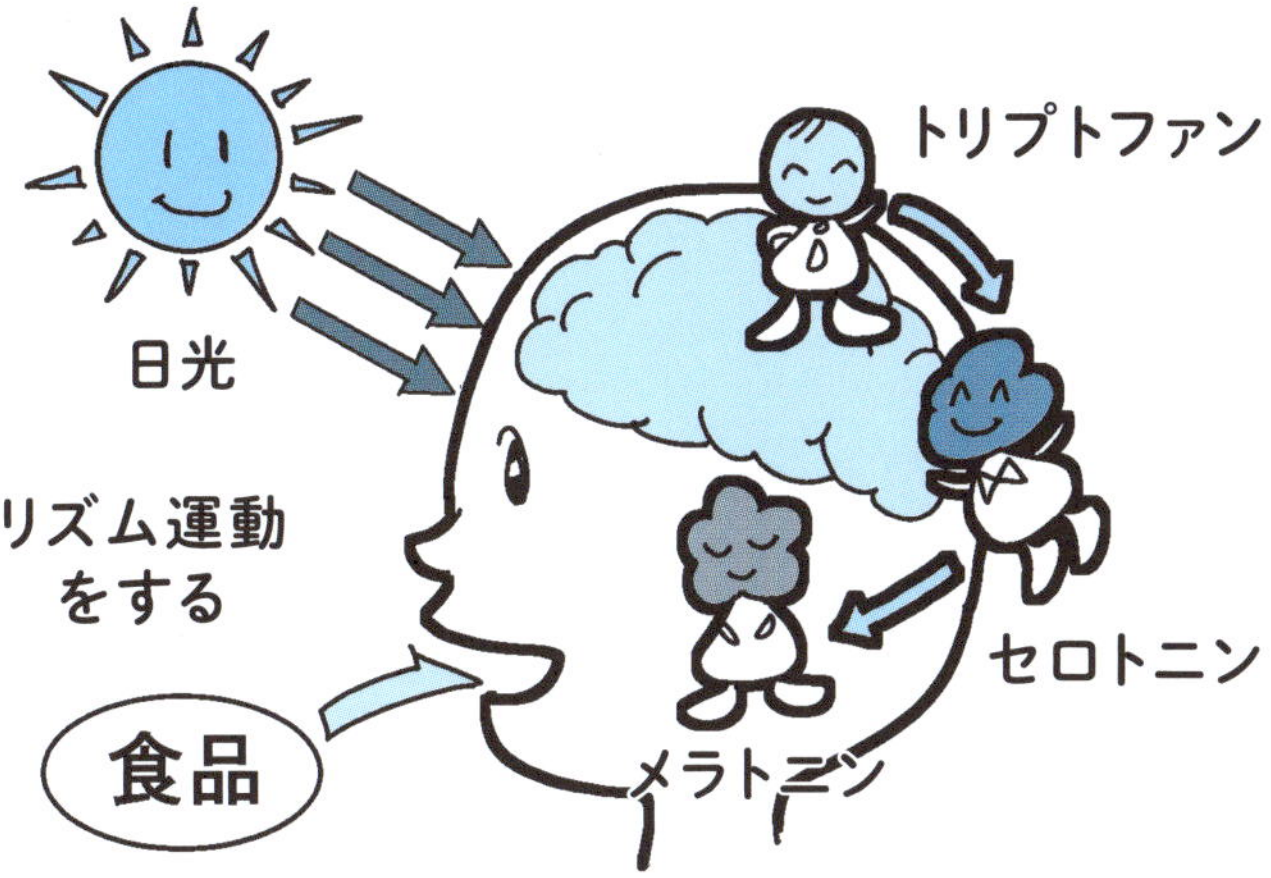

セロトニンの分泌を高めるためには

- 日光を浴びる
- リズム運動
- 材料となるトリプトファンの豊富な食材を食べる
  （肉、魚、大豆系食品、根菜、きのこ…など）

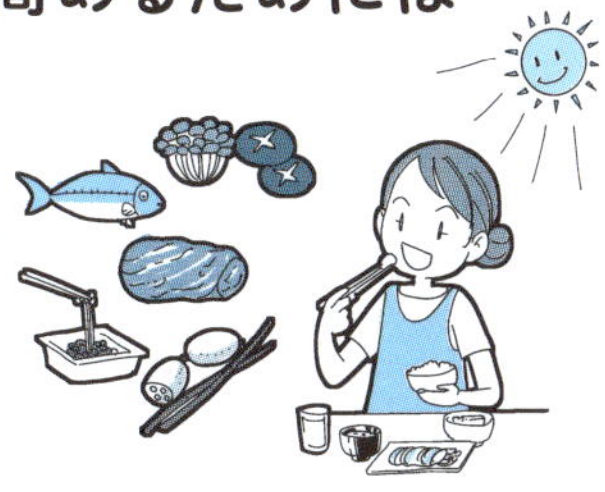

幸福ホルモン セロトニンの効果

- 新陳代謝
- 精神の安定
- 痛みがやわらぐ
- メラトニンを増やす
- 不安や恐怖感を抑える
- 覚醒作用

…など

夜につくられるメラトニン

メラトニンは、脳の松果体から夜間に分泌されるホルモンで、快眠に導いてくれる働きがあります。さらに、眠っている間に、アンチエイジングや免疫力アップなどを促して、さまざまな健康効果が期待される万能ホルモンです。

日中に生産されたセロトニンを材料にして、夜になると分泌が増えていきます。暗い環境で多く分泌されるため、夜に明るい光を浴びることはメラトニンの分泌を減らしてしまいます。

朝、日光を浴びてから約14〜16時間後に分泌が増加してくるため、毎朝決まった時間に起きて、朝日を浴びることが重要です。昼に材料となるセロトニンを分泌させ、夜にメラトニン自体の分泌量を増加させる時間に寝ることが重要です。そして、毎日、しっかり朝日を浴びることも重要です。

よい睡眠を得るために
夜、メラトニンを分泌する

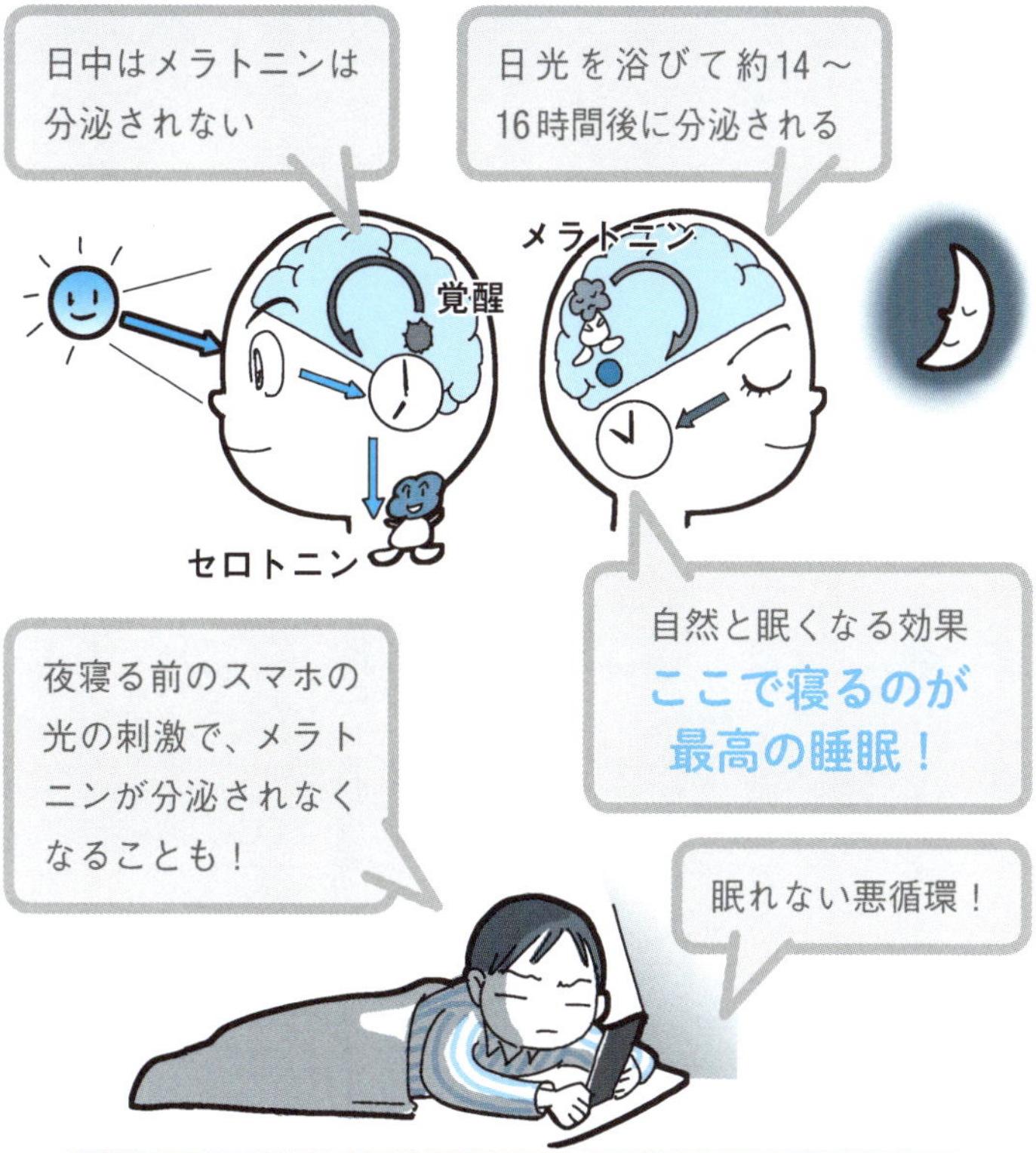
日中はメラトニンは分泌されない
日光を浴びて約14～16時間後に分泌される
メラトニン
覚醒
セロトニン
夜寝る前のスマホの光の刺激で、メラトニンが分泌されなくなることも！
自然と眠くなる効果
ここで寝るのが最高の睡眠！
眠れない悪循環！

睡眠ホルモン メラトニンの効果

- 睡眠を促す
- 抗酸化作用
- 解毒作用
- コレステロール低下
- ストレス緩和
- 認知症予防
- 骨粗しょう症予防

…など

体全体で働く時計遺伝子

人の体内時計は、最新の研究では1日24時間ではなく、約24時間10分周期で生体リズムを刻んでいます。毎日発生する10分間のずれに関しては、主に光の刺激で修正して、自動的に24時間周期に合わせています。

つまり**毎日、朝日を浴びることで、体内時計はリセットされる**のです。この体内時計をコントロールするのが、脳の視床下部にある時計遺伝子です。時計遺伝子は、脳以外の体中の細胞のひとつひとつに存在し、視床下部にある時計遺伝子が末梢のそれらに指令を送って、体温、睡眠、ホルモン、免疫、覚醒などの体内の機能を司っています。

生体リズムがおかしくなって起こる時差ぼけは、朝日を浴びることで体内時計がリセットされて正常なリズムに戻ります。

細胞のひとつひとつに時計遺伝子が存在して体内時計を一致させている

目から入ってきた日光や朝食などの刺激が、時計遺伝子に働きかけて、体内時計を24時間周期にリセットする

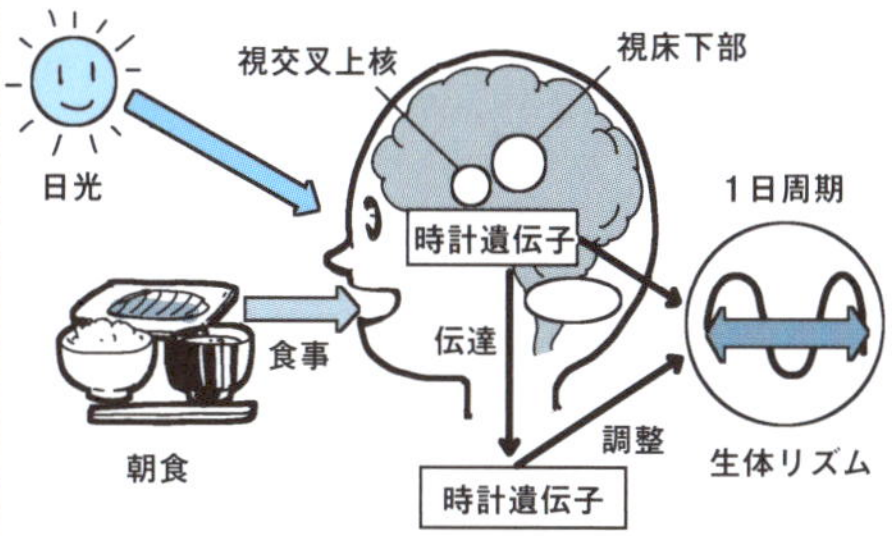

体内時計が体温をコントロール

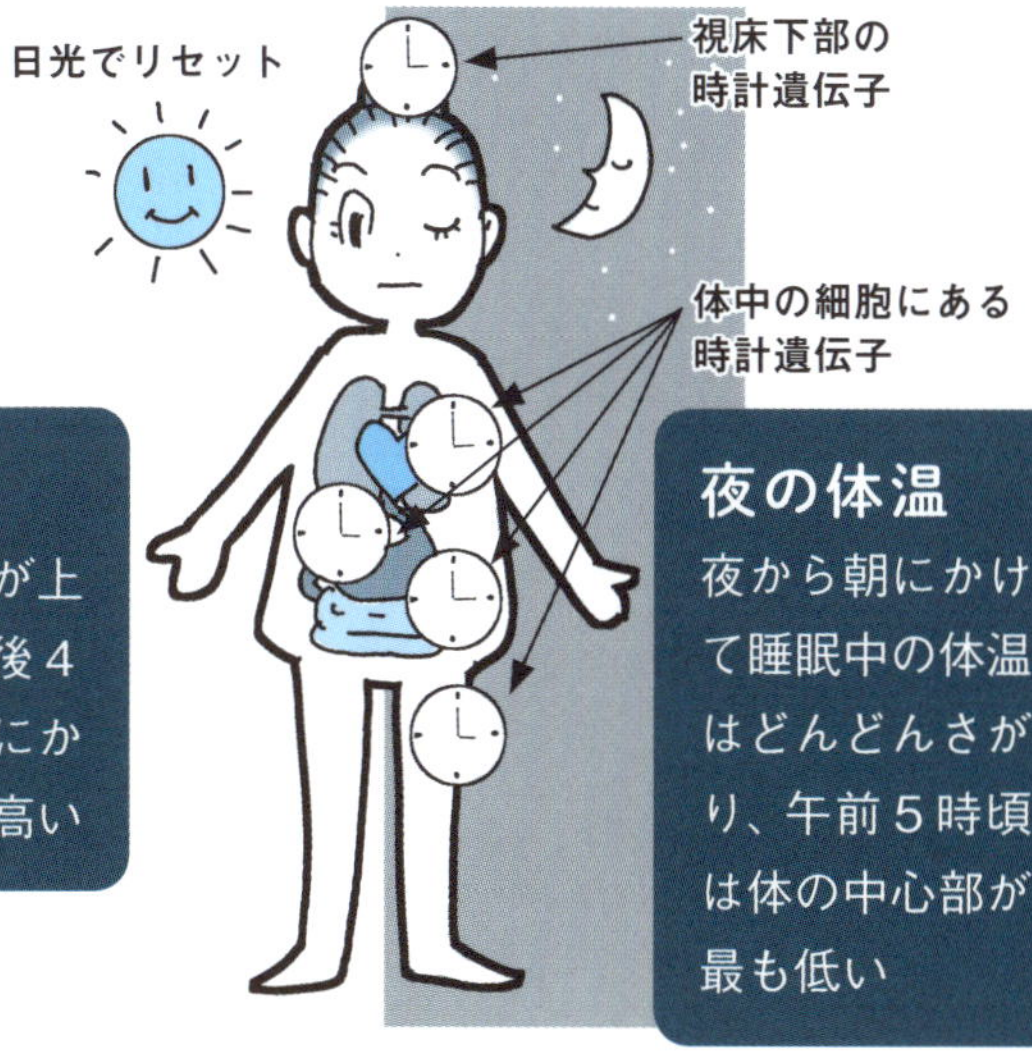

昼の体温

朝から体温が上昇して、午後4時頃から夜にかけてが最も高い

夜の体温

夜から朝にかけて睡眠中の体温はどんどんさがり、午前5時頃は体の中心部が最も低い

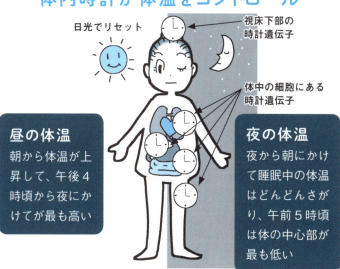

生活習慣病の原因は睡眠？

日本では、成人の3人にひとりが睡眠に関連した健康問題を抱えているといわれています。人口動態調査では、がん、心疾患、肺炎、脳血管疾患などで死亡する人は、国民の約6割以上を占めています。

日常的な睡眠時間の不足や睡眠の質の悪化によって、血圧や血糖値が上昇しやすく、食事や運動などの生活習慣の乱れにもつながります。ある研究では、睡眠不足が、肥満、高血圧、糖尿病、高脂血症などの生活習慣病をはじめ、心筋梗塞や脳血管障害のリスクを高めることもわかってきました。睡眠不足や不眠症を解決することで、生活習慣病の発症や悪化も予防できます。

睡眠の効果を正しく理解し、よい睡眠を心がけることは、生活習慣病の予防につながります。

睡眠障害による高血圧や糖尿病のリスク

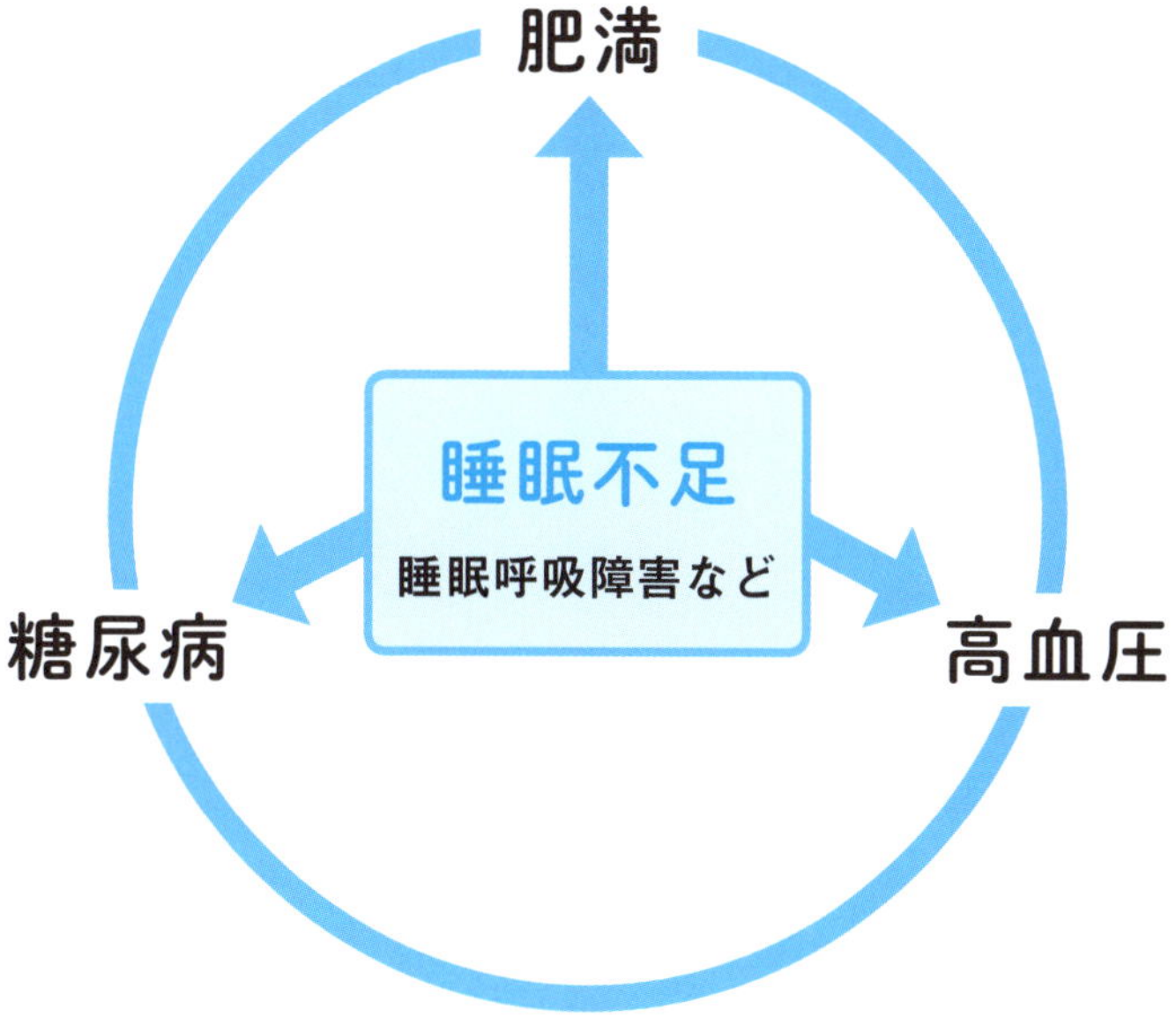

そのまま放置しておくと?
生活習慣病の間接的原因
↓
不整脈や脳卒中などのリスク

睡眠がダイエットにも影響

睡眠時間は、肥満にも大きく関わってきます。スタンフォード大学の研究では、5時間睡眠のグループは、8時間睡眠のグループに比べると、空腹感をもたらすグレリンの分泌が14・9％も増え、満腹信号を送るレプチンが15・5％も少なくなったことが報告されています。これは、睡眠を十分にとらないと脳が生命の危機を感じて、脂肪を蓄積しようとするために起こるのではないかと考えられています。寝ないと太るといわれていることには理由があったのです。

一方、**睡眠中に分泌される成長ホルモンは、新陳代謝を促し、肥満や糖尿病、高脂血症などを防ぐ役割があります。**34ページでご紹介した成長ホルモン分泌のゴールデンタイムに睡眠をとることで、自然と脂肪を代謝しやすい体になっていくのです。ダイエットには規則正しい生活が効果的といわれる由縁ですね。

寝不足になると、糖質や脂質などの太りやすい食べものへの欲求が増加する

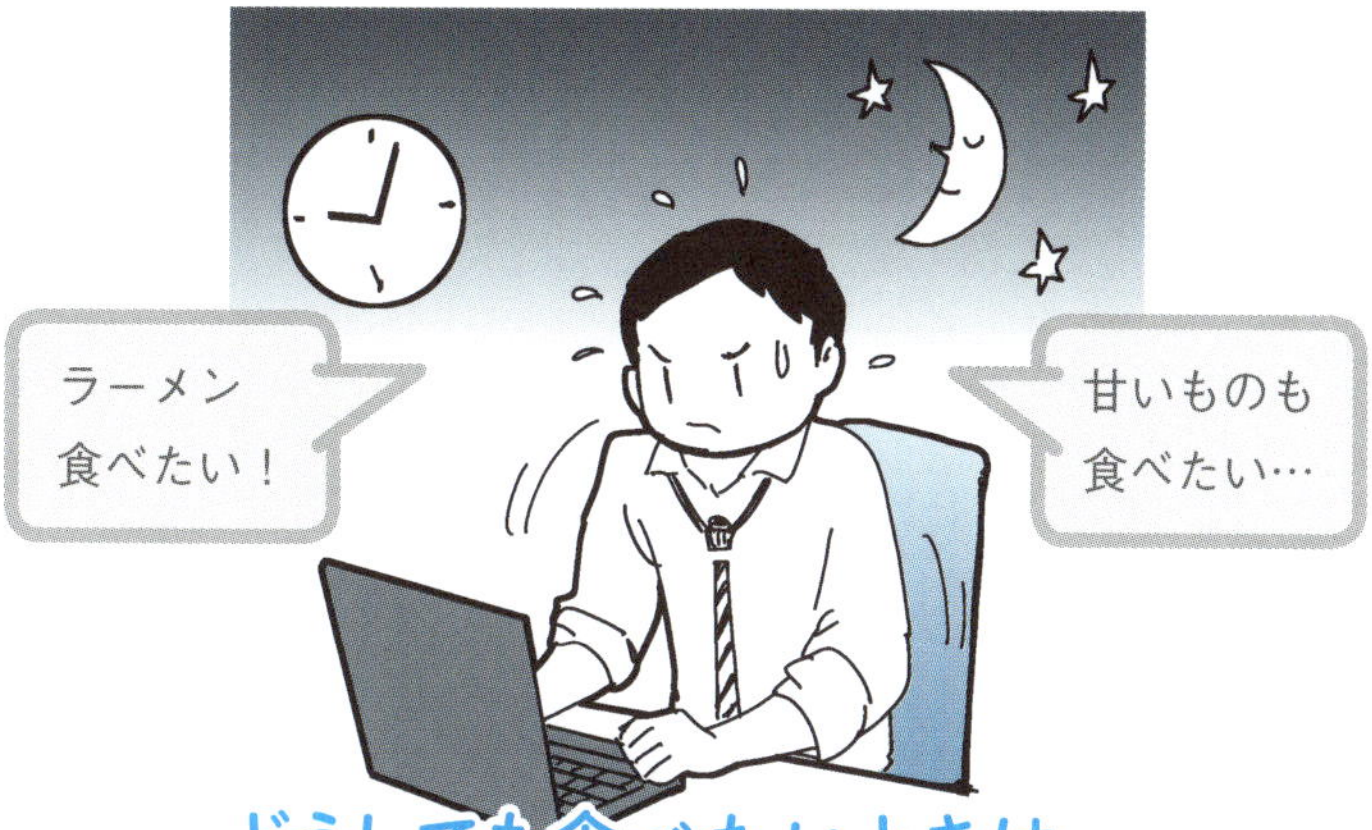
ラーメン
食べたい！
甘いものも
食べたい…

どうしても食べたいときは…

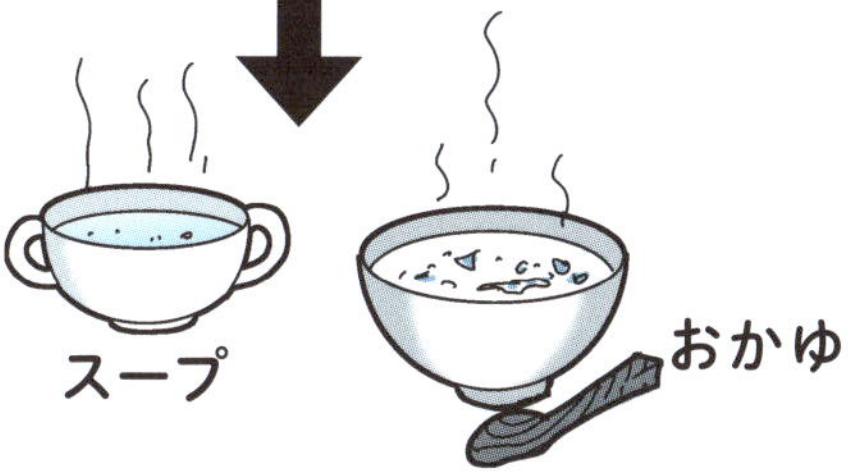
スープ
おかゆ

が、おすすめ！

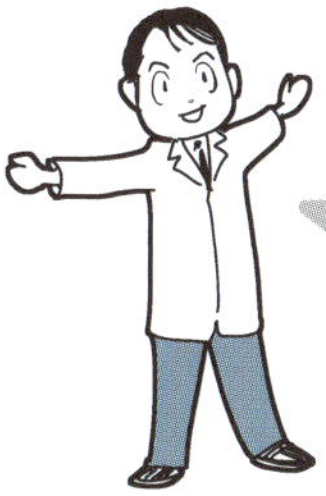

起きている時間が長いと、つい食べてしまいます。眠れないときは、消化のいいあたたかいおかゆやスープなどに代えるだけでも違ってきますよ。

COLUMN

現代の弊害、ジャンク・スリープ

ジャンク・スリープとは、テレビをつけたまま、音楽を流したままで寝るために、脳が十分な休息をとれない状態をさします。光や音の刺激があると、眠っているようでいても、脳は深い睡眠状態に入ることができません。

イギリスの睡眠に関する研究機関が、12～16歳の子ども1千人を対象にした調査では、約5人にひとりが、テレビやコンピュータをつけっぱなしにして寝ていることで睡眠の質に影響がでていると答えました。テレビ、コンピュータ、音楽プレイヤー、スマートフォンが自分の部屋にある子どもは98.5％。ほとんどの子どもがジャンク・スリープと背中合わせの環境です。ジャンク・スリープは、新しい社会問題といえます。

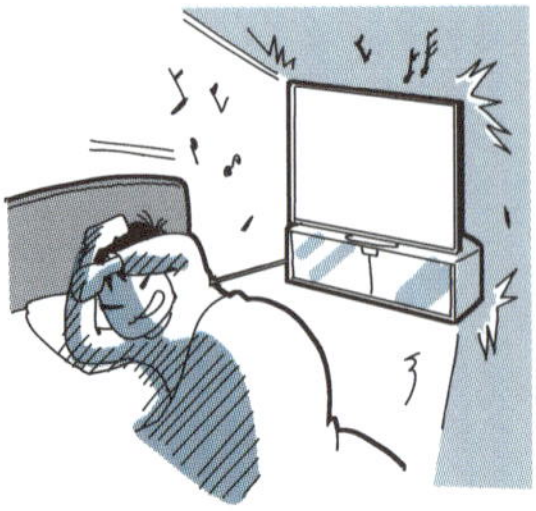

第2章

睡眠障害ってなに?

睡眠障害に悩む人が多い現代。
しかし、自分がそうだと自覚していない
かくれ不眠の人も多いかもしれません。

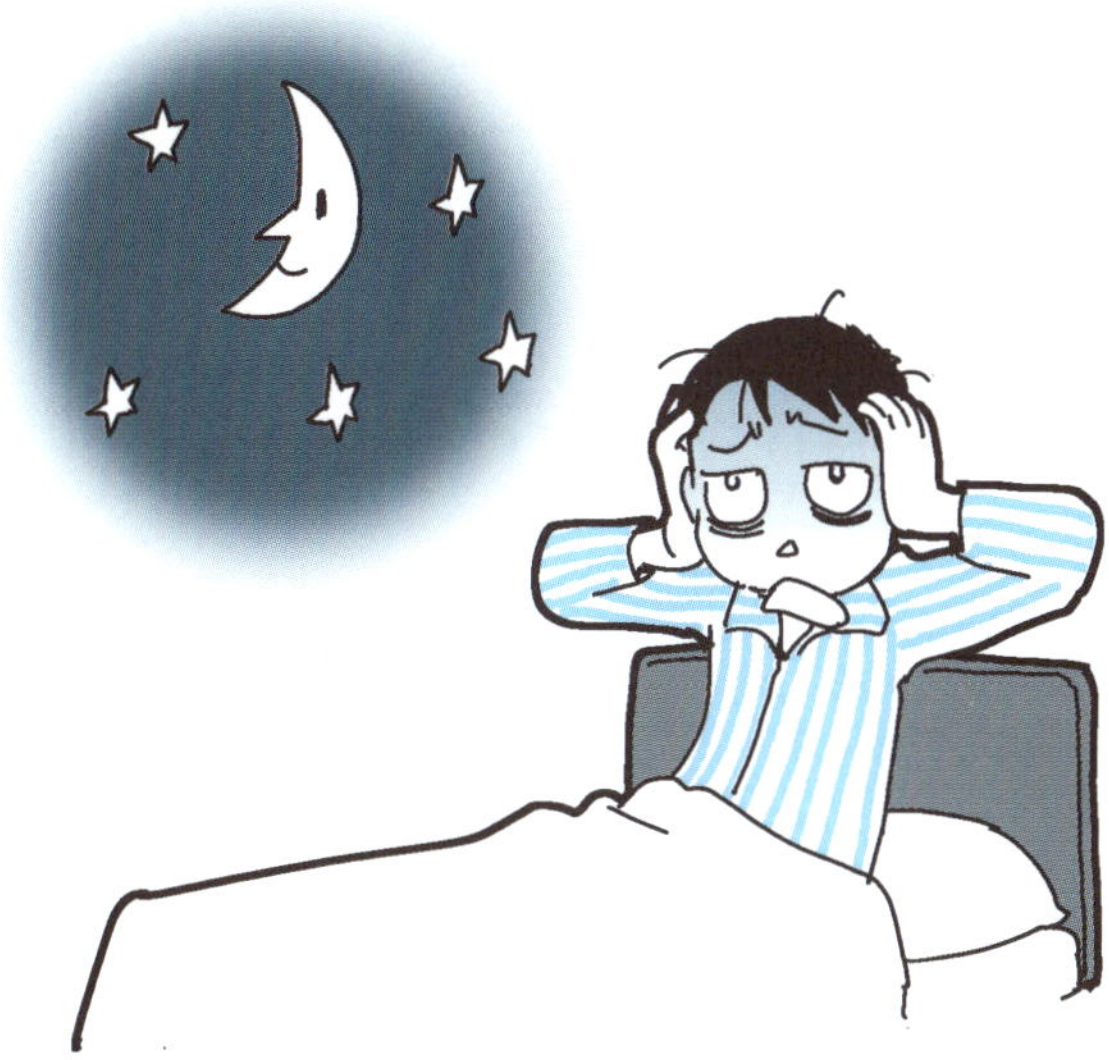

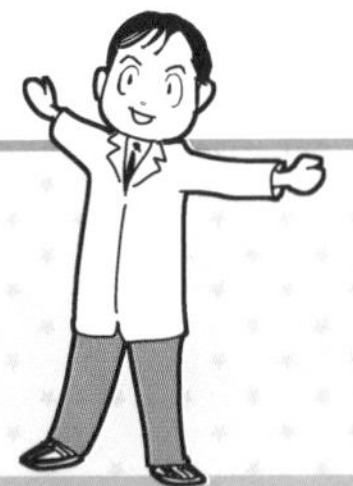

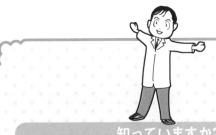

知っていますか?

理想の寝方は、直立状態！

人間は、直立したときと同じ首の状態で眠るのがいいといわれています。これは、気道を確保して心地よく眠るためでもあります。頭と首の湾曲の角度は、人によって異なります。自分の首のへこみにあわせて、最適な角度の枕を見つけることが、快眠につながります。また、沈みこみすぎる柔らかいマットレスや敷き布団は、快眠を妨げる可能性があります。

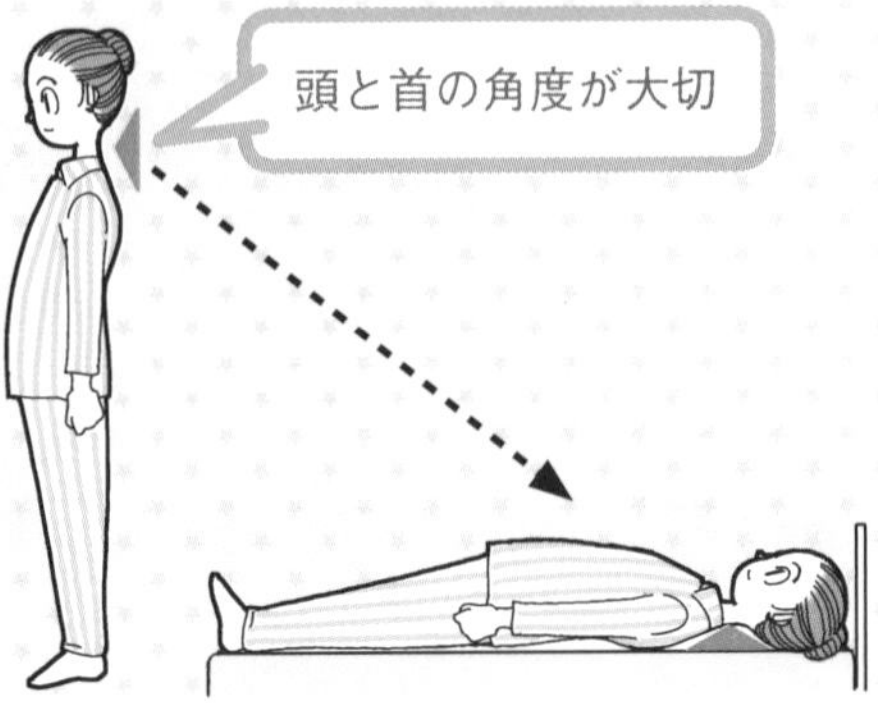

QUESTION 1

睡眠不足は昼寝で解消できる?

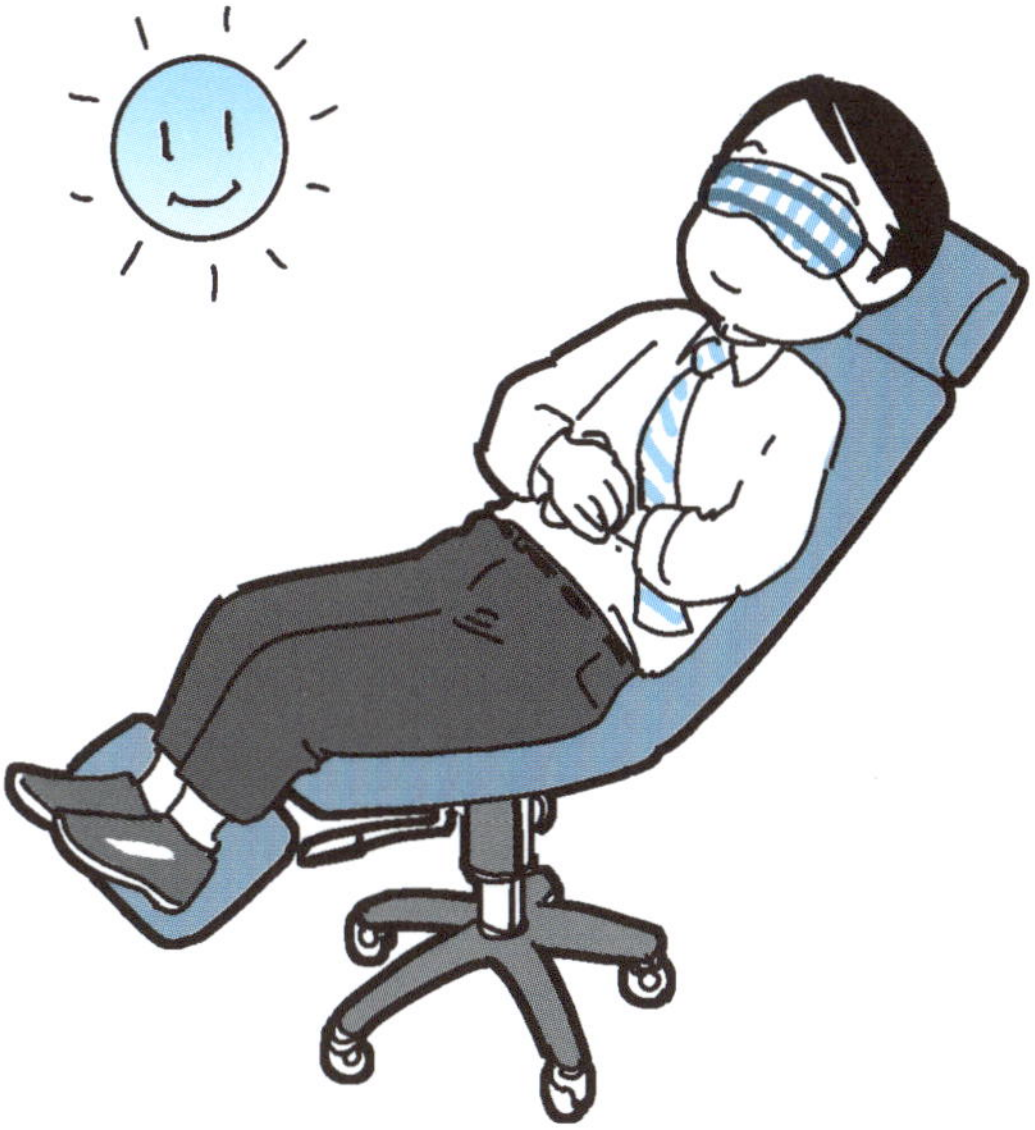

YES or NO

答えは次のページにあります。

ANSWER NO

15～30分程度の昼寝には、休息や脳のリフレッシュ効果があります。しかし、昼寝のせいで就寝時間が遅くなって生活リズムがずれ、結果的に睡眠不足の悪循環に陥ります。また、短時間の昼寝では、深い眠りに入るノンレム睡眠の段階で目覚めることになりがちです。寝起きに頭がボーッとしたり不快感が残ったりするのはそのためです。昼寝では睡眠不足の解消にはなりません。それよりもゴールデンタイム（34ページ）に眠ることをおすすめします。

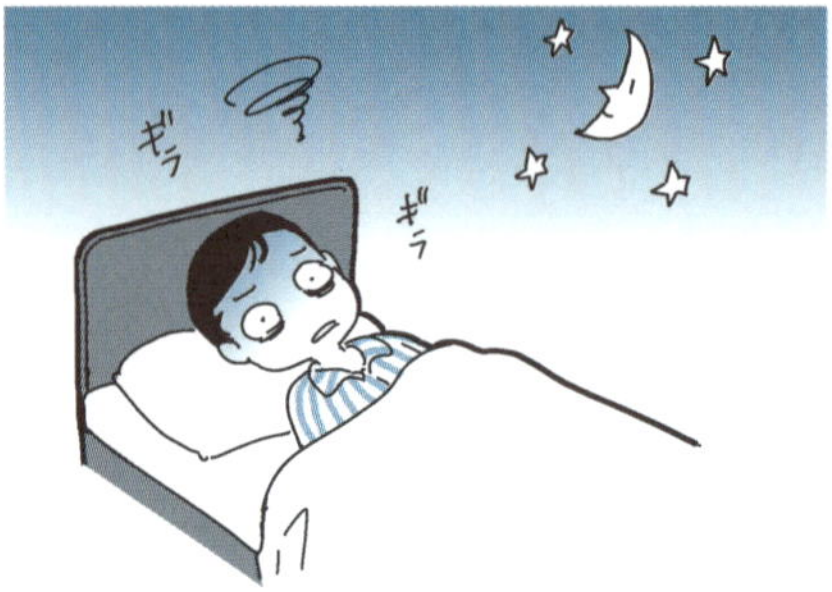

QUESTION 2

睡眠不足は
ボケにつながる?

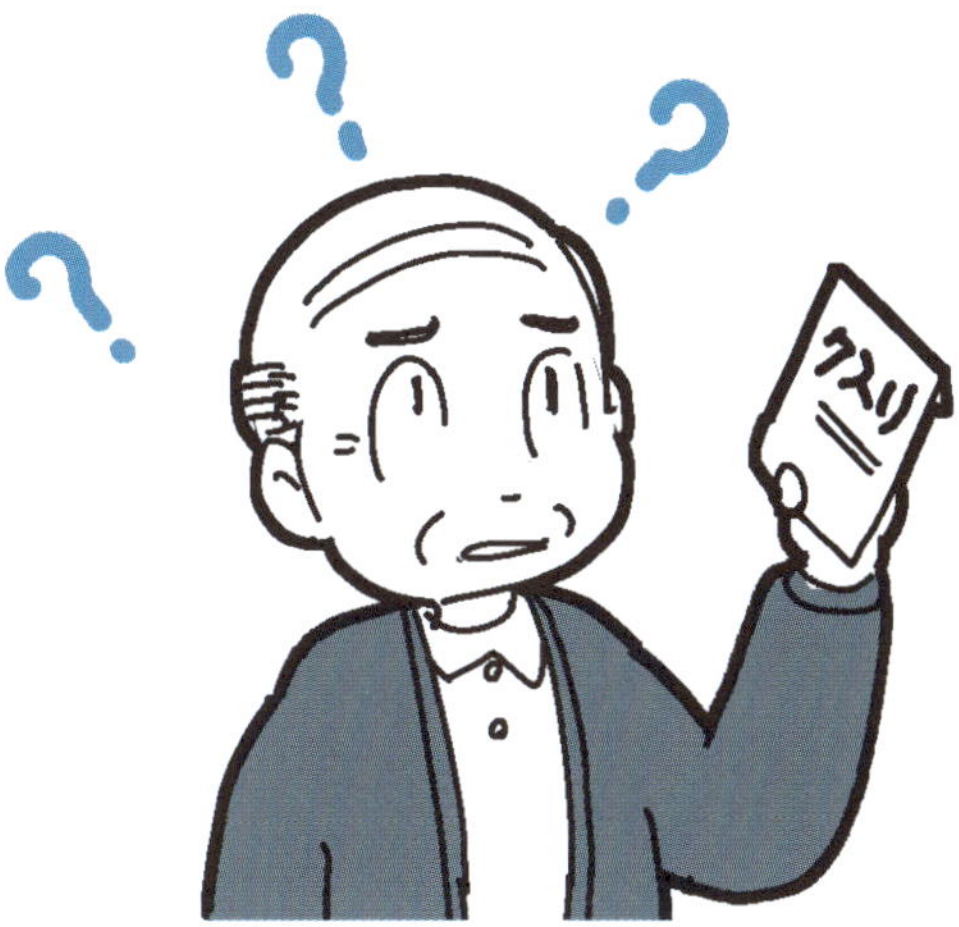

YES or NO

答えは次のページにあります。

ANSWER
YES

睡眠が十分にとれないと、脳がダメージを受けます。徹夜や睡眠不足が続くと、血流循環の悪化や成長ホルモンの分泌が低下して、脳の細胞が再生できないだけでなく破壊されていきます。また、眠れないからといって脳神経に働きかける睡眠薬を使うと、脳のダメージも懸念されます。長期的な睡眠不足は、脳の神経細胞が急速に壊れていく認知症、いわゆるボケを引き起こす可能性が高いのです。

→詳しくは 80 ページへ

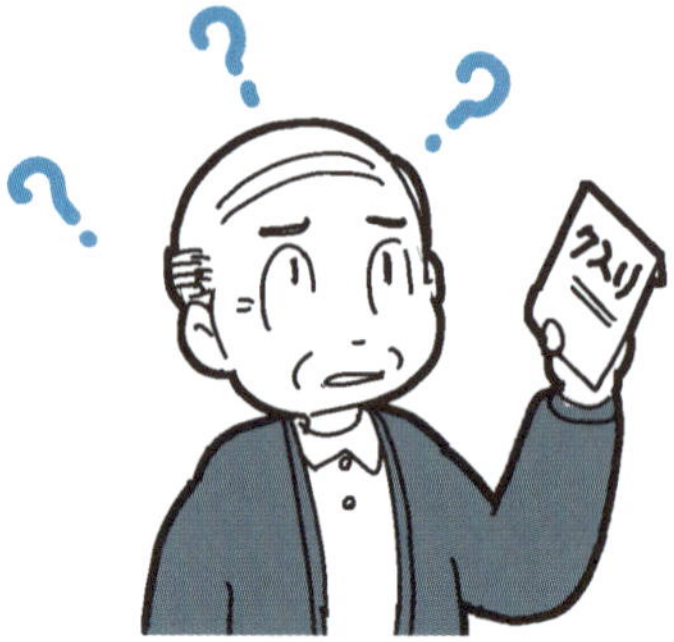

QUESTION 3

眠れない夜はお酒を飲むとよい?

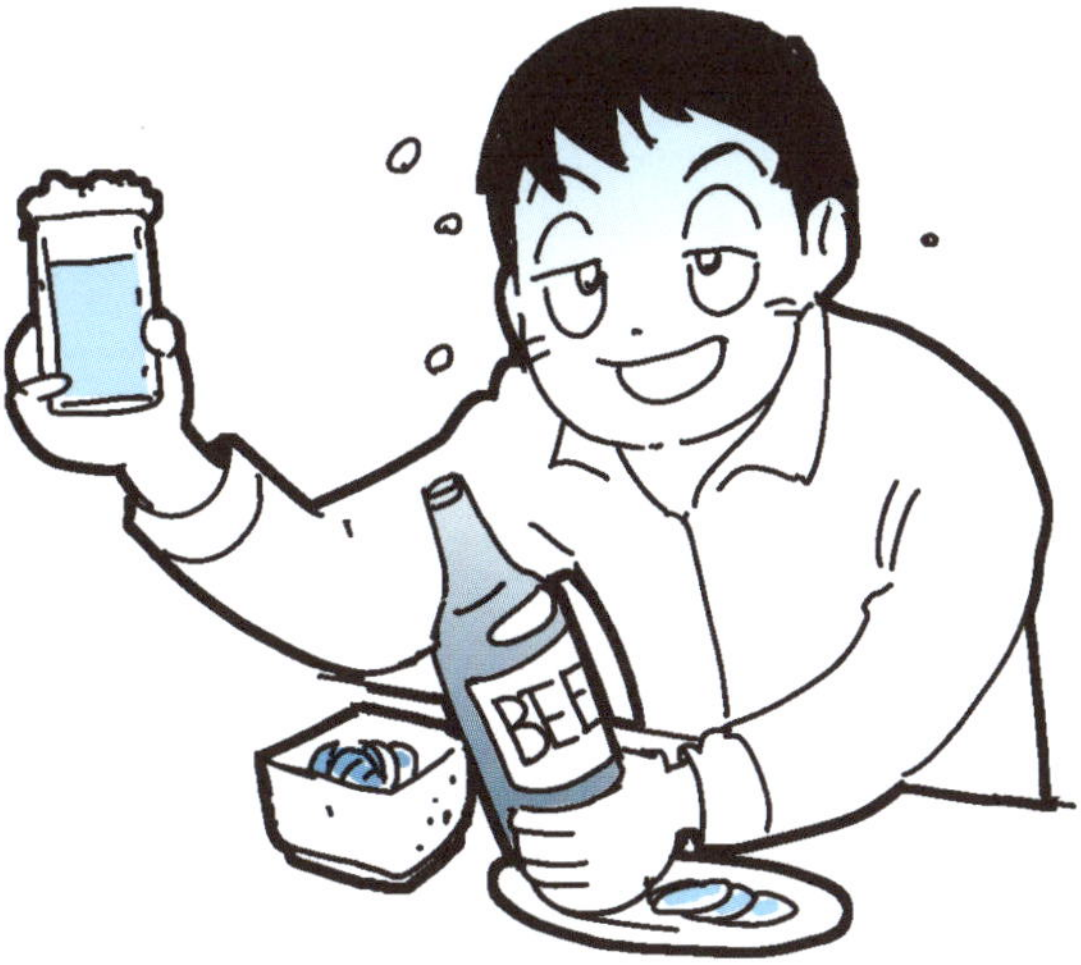

YES or NO

答えは次のページにあります。

ANSWER
NO

ナイト・キャップ（寝酒）という言葉がありますが、眠る前のアルコールは不眠には逆効果です。寝つきはよくなっても、アルコールが体内で分解されてできたアルデヒドが交感神経を刺激して、夜中や早朝に目覚めてしまい、睡眠の質が落ちるのです。また、寝酒を飲み続けていると、次第に耐性ができて寝つきが悪くなります。眠るためにさらに寝酒の量が増えて、アルコール依存症の危険性も高まります。

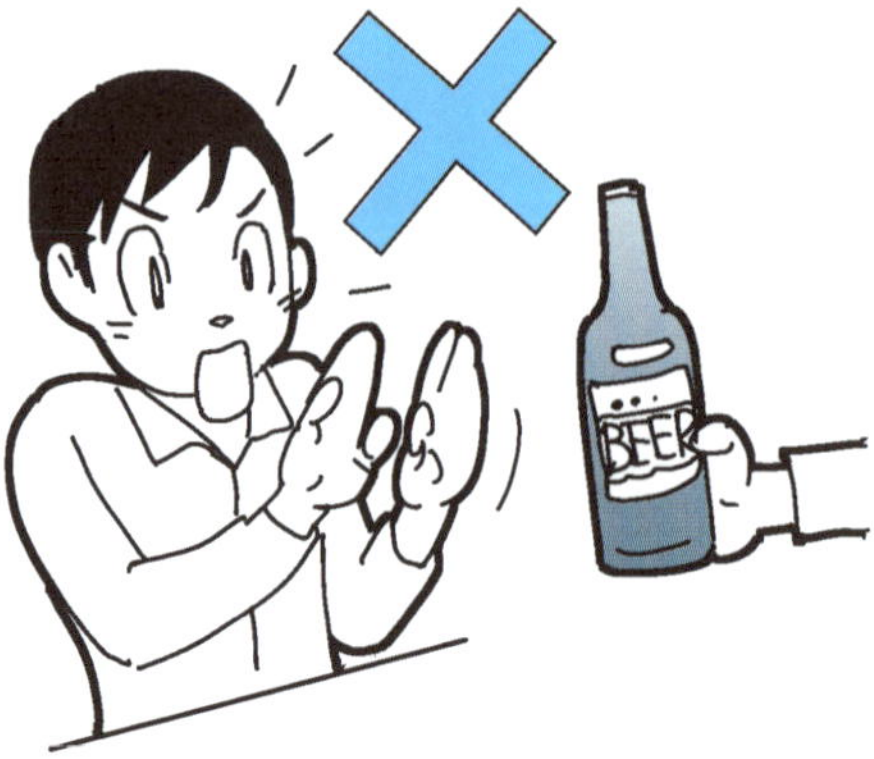

睡眠障害が心身をむしばむ!

十分に眠れない、睡眠の質が悪いといった睡眠障害の状態が長く続くと、仕事や家事などの社会活動に支障がでてくるだけでなく、生活習慣病、免疫力の低下、うつ、ボケなどの健康リスクが高まる可能性があります。睡眠不足を甘く考えていてはいけません。

次のページの「快眠度チェック」で、あなたの快眠度をセルフチェックしてみましょう。

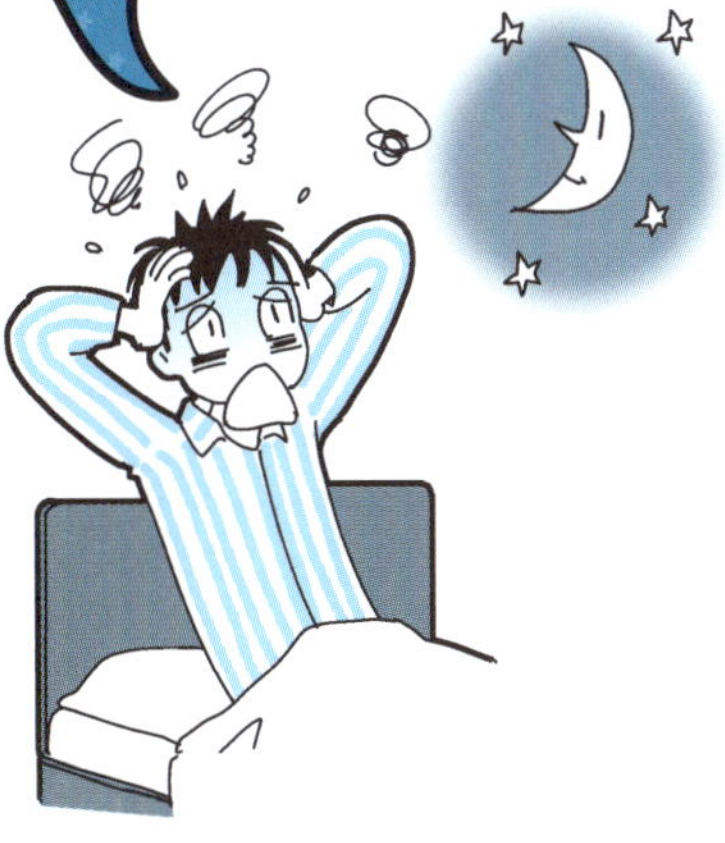

快眠度チェック表

過去1カ月間に少なくとも**週3回以上経験**したものを選んでください

❶寝つきはどうでしたか？

いつも寝つきはよい	0点
いつもより少し時間がかかった	1点
いつもよりかなり時間がかかった	2点
いつもより非常に時間がかかった、あるいはまったく眠れなかった	3点

❷夜、睡眠の途中で目覚めましたか？

問題になるほどのことはなかった	0点
少し困ることがある	1点
かなり困っている	2点
深刻な状態、あるいはまったく眠れなかった	3点

❸希望する起床時間より早く目覚め、それ以上眠れないことはありましたか？

そのようなことはなかった	0点
少し早かった	1点
かなり早かった	2点
非常に早かった、あるいはまったく眠れなかった	3点

❹夜の眠りや昼寝も合わせて、睡眠の長さは？

十分である	0点
少し足りない	1点
かなり足りない	2点
まったく足りない、あるいはまったく眠れなかった	3点

①〜⑧の点数を合計してください。判定結果は次のページにあります。

合計	点

❺全体的な睡眠の質は、どうでしたか？

満足している	0点
少し不満である	1点
かなり不満である	2点
非常に不満である、あるいはまったく眠れなかった	3点

❻日中の気分は、どうでしたか？

いつもどおり	0点
少しめいった	1点
かなりめいった	2点
非常にめいった	3点

❼日中の身体的および精神的な活動はどうでしたか？

いつもどおり	0点
少し低下した	1点
かなり低下した	2点
非常に低下した	3点

❽日中の眠気はありましたか？

まったくなかった	0点
少しあった	1点
かなりあった	2点
激しくあった	3点

※世界共通の不眠判定法「アテネ不眠尺度（AIS）」による

快眠度判定結果

前のページの合計点数を当てはめてください。

アテネ不眠尺度（AIS）は、世界保健機関（WHO）が中心になって設立した「睡眠と健康に関する世界プロジェクト」が作成した、世界共通の不眠症判定法のスタンダードです。セルフチェックができるので、不眠症の目安に活用できます。

1～3点
睡眠がとれています

朝快適に目覚めて、夜すぐに寝つけることができていれば問題ありません。これからも快眠生活をキープしましょう。また、普段の行いでなにが快眠につながっているのかを、理解しましょう。

⇒第3章を参照

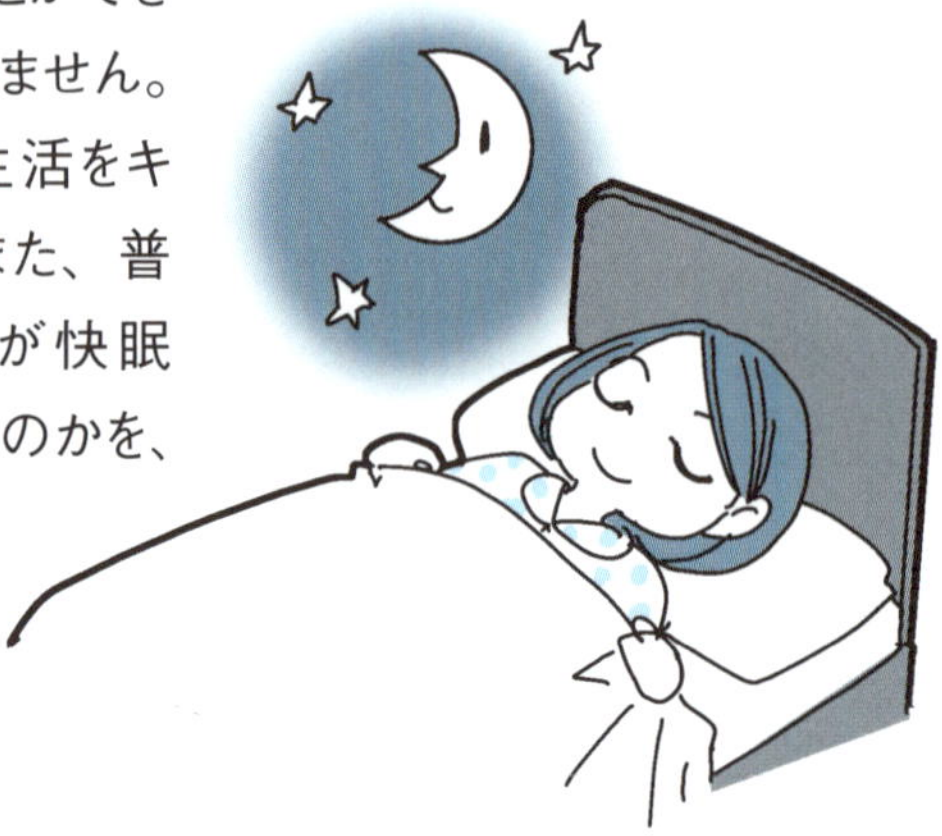

４～５点
不眠症の疑いが少しあります

日中少しだるい、ぼんやりすることはありませんか?　快眠を得るための規則正しい生活習慣を心がけましょう。

⇒第２章を参照

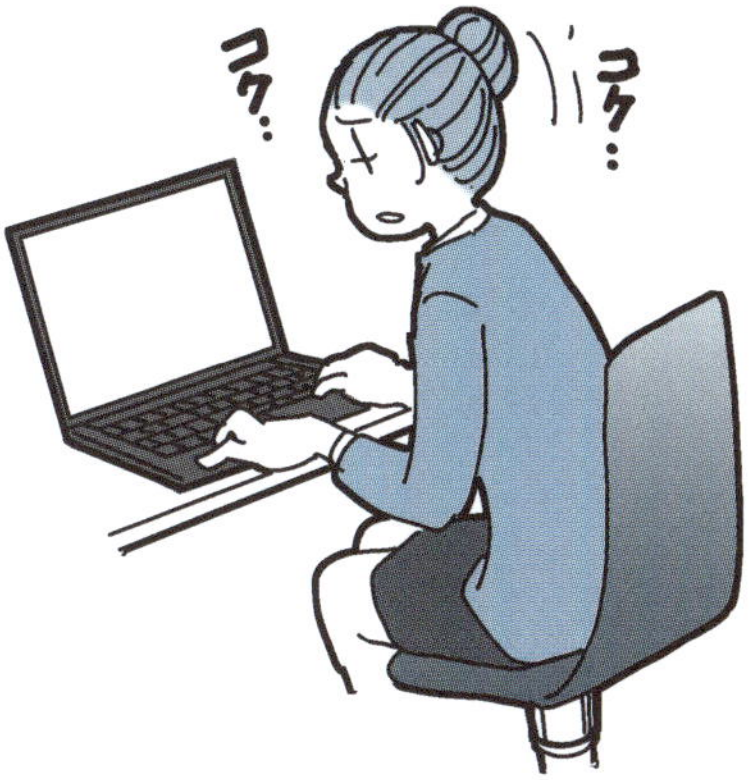

６点以上
不眠症の可能性が高いです

不眠は医師に相談する前に、まず生活習慣を見直して、良質な睡眠がとれるように努力してみませんか?

⇒第４章を参照

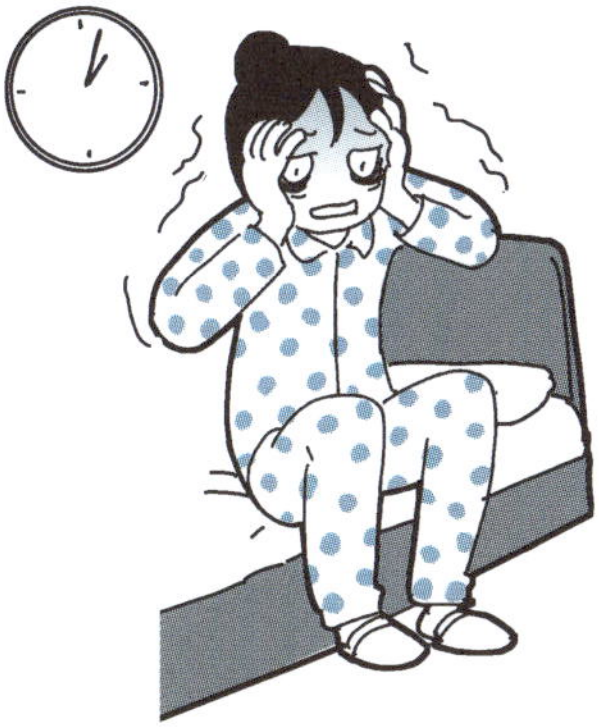

日本人の3人にひとりが睡眠障害

いまや日本の成人3人にひとりが、睡眠障害を抱えているといわれています。しかし、自分は睡眠障害だと気づいていない人の方が多いのではないでしょうか。日本ではまだ、睡眠が健康に重大な影響をおよぼすという意識が低いようです。

一般に睡眠障害というと、毎晩眠れない状態に陥ることだと思いがちですが、不眠の症状だけに限りません。**夜寝つけない、夜中に何度も目が覚める、明け方に目が覚める、日中眠くて仕方がないというのも睡眠障害の症状**です。こうした症状が週に3回以上、長期にわたって起こるのであれば、睡眠の質が低く、十分な睡眠時間が確保できていない睡眠障害の可能性があるといえます。睡眠障害は、生活習慣病を引き起こすだけでなく、うつ病やがん、認知症のリスクを高めます。まず、睡眠障害かどうかを見きわめることが大切です。

実は気づいていないだけ?
睡眠障害の疑いがある人は多い!

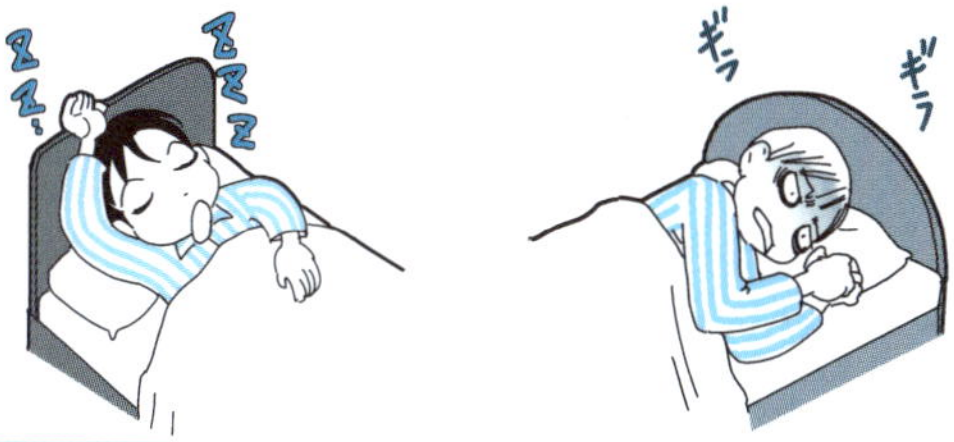

睡眠障害を生む生活習慣

- 夜眠るときに考えることが多い
- 体の冷え
- 不規則な就寝、起床時間
- 朝日を浴びることがない
- 冷たい飲みものが好き
- 基礎体温が低い
- ストレスが多い仕事環境
- 深夜にアルコールや油っこい食事をとる
- 睡眠薬を長期間常用している

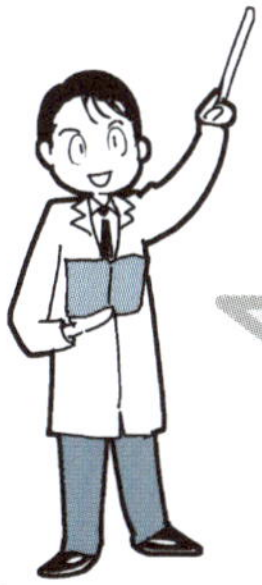

睡眠障害は、世界規模の深刻な病気です。
しかも、あなたのふだんの生活習慣が、不眠の原因を招いている可能性があります。

睡眠障害の種類は90種類以上！

睡眠障害は、睡眠の問題に関係したさまざまな病気の総称です。現在90種類以上あることがわかってます。その中でも大まかに、**❶不眠症 ❷過眠症 ❸睡眠中の身体異常 ❹体内時計のずれ…の４つに分類**されます。睡眠障害には、さまざまな症状がありますが、いずれの症状も、睡眠時間を削って睡眠の質を低下させ、日中に過度な眠気を起こします。

睡眠障害によって引き起こされる弊害は、体の不調や病気だけではありません。朝起きられないために学校や会社へ行けなくなるなど、社会生活が送れなくなることもあります。また、注意力や判断力が低下し、交通事故や仕事での深刻なミスを増大させます。睡眠障害を放置しておくと、自分だけでなく他の人にも被害をおよぼす可能性があります。

主な４つの睡眠障害 こんなサインに注意!

①不眠症

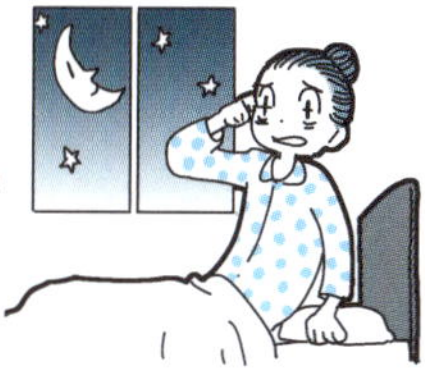

・寝つきが悪い
・途中で何度も目覚めて寝直せない
・早朝目覚めてしまう
・熟睡できない

②過眠症

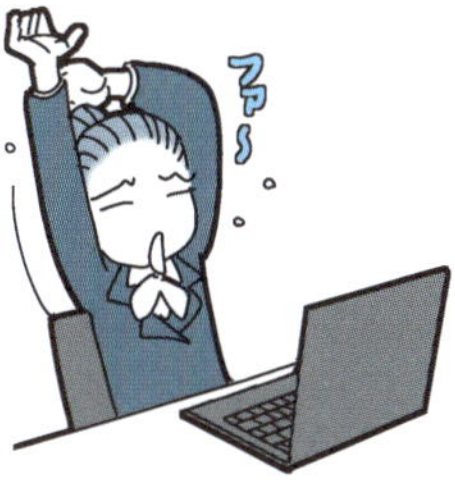

・日中眠くてしかたがない
・よく居眠りを注意される
・生活に支障があるほど眠い

③睡眠中の身体異常

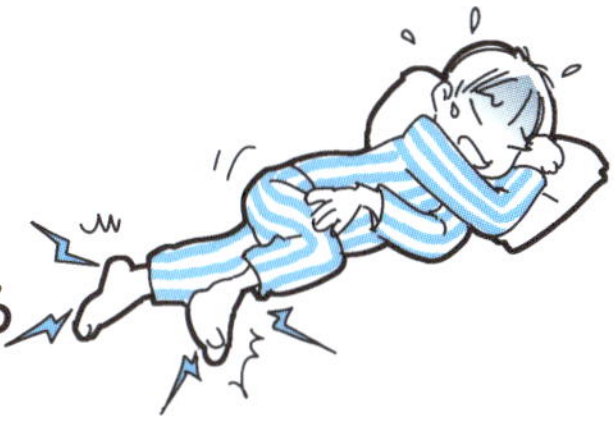

・足がむずむず、ほてる
・夜間、足がぴくぴく動く
・睡眠中の呼吸に問題がある
（睡眠時無呼吸症候群）

④体内時計のずれ

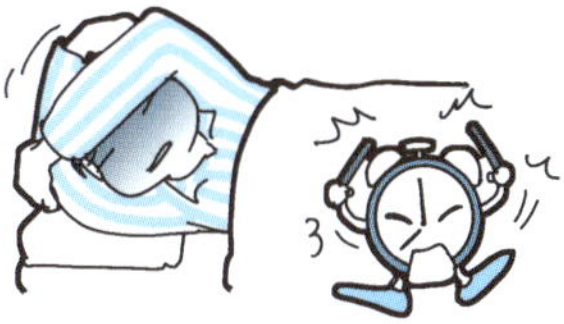

・適切な時間に眠れない
・起床時間に起きられない

❶ 不眠症

睡眠障害のひとつである不眠症には、なかなか寝つけない「入眠障害」、夜中に何度も目覚める「中途覚醒」、早く目が覚めてその後眠れない「早朝覚醒」、眠りが浅く熟睡した感じがない「熟眠障害」などの4つの症状があります。

必ずしもひとつの症状だけでなく、これら複数の症状をともなって現れることもあります。

不眠症の原因は、精神的なストレス、不適切な睡眠習慣、心身の病気、体内リズムの乱れ、加齢によるものなど、さまざまです。

不眠症の治療に関しては、眠れないからと焦って、むやみに睡眠薬に頼るのではなく、睡眠時間の管理や食事、日常生活などの面で睡眠習慣を見直し、健やかな目覚めを実現すること（第4章109～157ページ）が大切です。

４つの不眠症の自覚症状

入眠障害タイプ

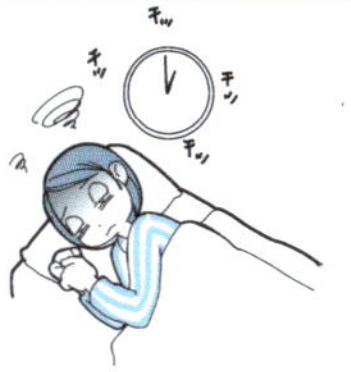

寝つくまでに30分～１時間以上かかる。

要因：不安や緊張感が強い精神状態

中途覚醒タイプ

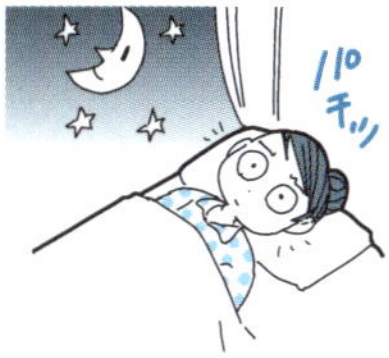

睡眠中に目覚めて、再び寝つけない。

要因：加齢によるもの

早朝覚醒タイプ

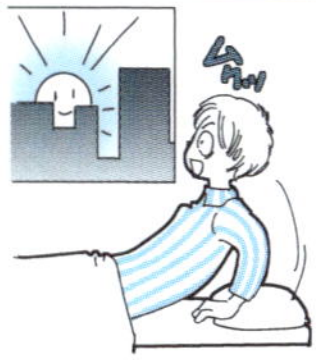

予定時間より早く目覚めて、その後眠れない。

要因：体内時計のリズムの乱れ、加齢など

熟眠障害タイプ

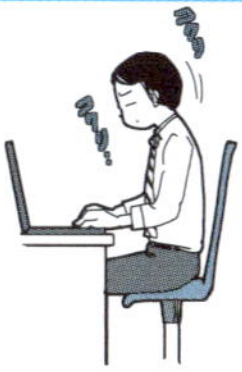

睡眠に満足感がなく、眠りが浅い。

要因：睡眠時無呼吸症候群などの可能性

**むやみに睡眠薬に頼るのではなく
まず睡眠習慣の見直しを!**

❷過眠症

過眠症は、日中に社会生活に支障をきたすような激しい眠気を感じたり、実際に眠ってしまったりする発作的な症状が、ほとんど毎日3カ月以上続きます。

過眠症には、**睡眠発作病**（ナルコレプシー）、**睡眠時無呼吸症候群**、**特発性過眠症**（ほぼ毎日日中に眠気が現れる）、**反復性過眠症**（昼夜問わず強い眠気が一定期間繰り返し襲う）などの病気があります。

特に睡眠発作病は、欧米に比べて日本での発症率が高く、10代〜20代前半に多く発症します。金縛りや寝入ったときに幻覚が起きることもあります。まだその原因は解明されていませんが、最近の研究で視床下部のオレキシン細胞の減少に関連があるとされています。十分に眠っているのに、日中激しい眠気に襲われる人は、睡眠習慣の問題、過眠症や他の病気を疑ってみましょう。

過眠症の自覚症状

- ●日中の過剰な眠気
- ●繰り返す居眠り
- ●突然本人も気づかないうちに眠ってしまう睡眠発作病
- ●喜怒哀楽の感情を表現するときに全身の力が脱力する（情動脱力発作）
- ●入眠時の幻覚
- ●熟睡できない
- ●金縛り
- ●日中頭が重い、頭痛…など

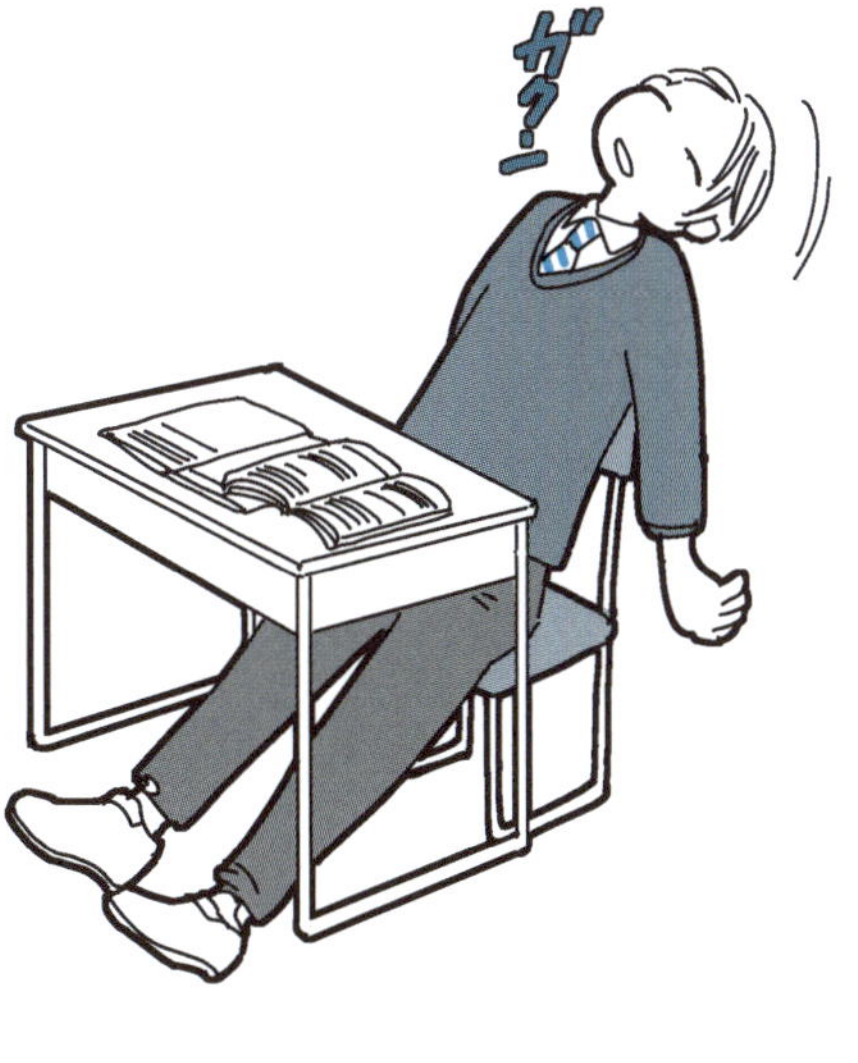

❸睡眠中の身体異常

睡眠中の身体異常は、就寝中に身体や呼吸器の異常が起こって、眠れない状態に陥ることをいいます。

夜になるとふくらはぎや足の裏が痛い、かゆい、ほてるといった症状がでて眠れなくなる、**むずむず脚症候群**などは、睡眠中もずっと脚を動かしているために睡眠が妨げられます。

詳しい原因は不明ですが、ドーパミン系の機能不全が考えられるほか、腎不全、鉄欠乏性貧血、パーキンソン病などとの関連も疑われます。

また睡眠に関連した**呼吸障害は、睡眠障害の過半数**を占めています。中でも、睡眠中に舌などで上気道がふさがれて数秒から数十秒の間呼吸が止まる睡眠時無呼吸症候群は、日中の極度の眠気や高血圧などを引き起こす危険な病気です。

むずむず脚症候群の自覚症状

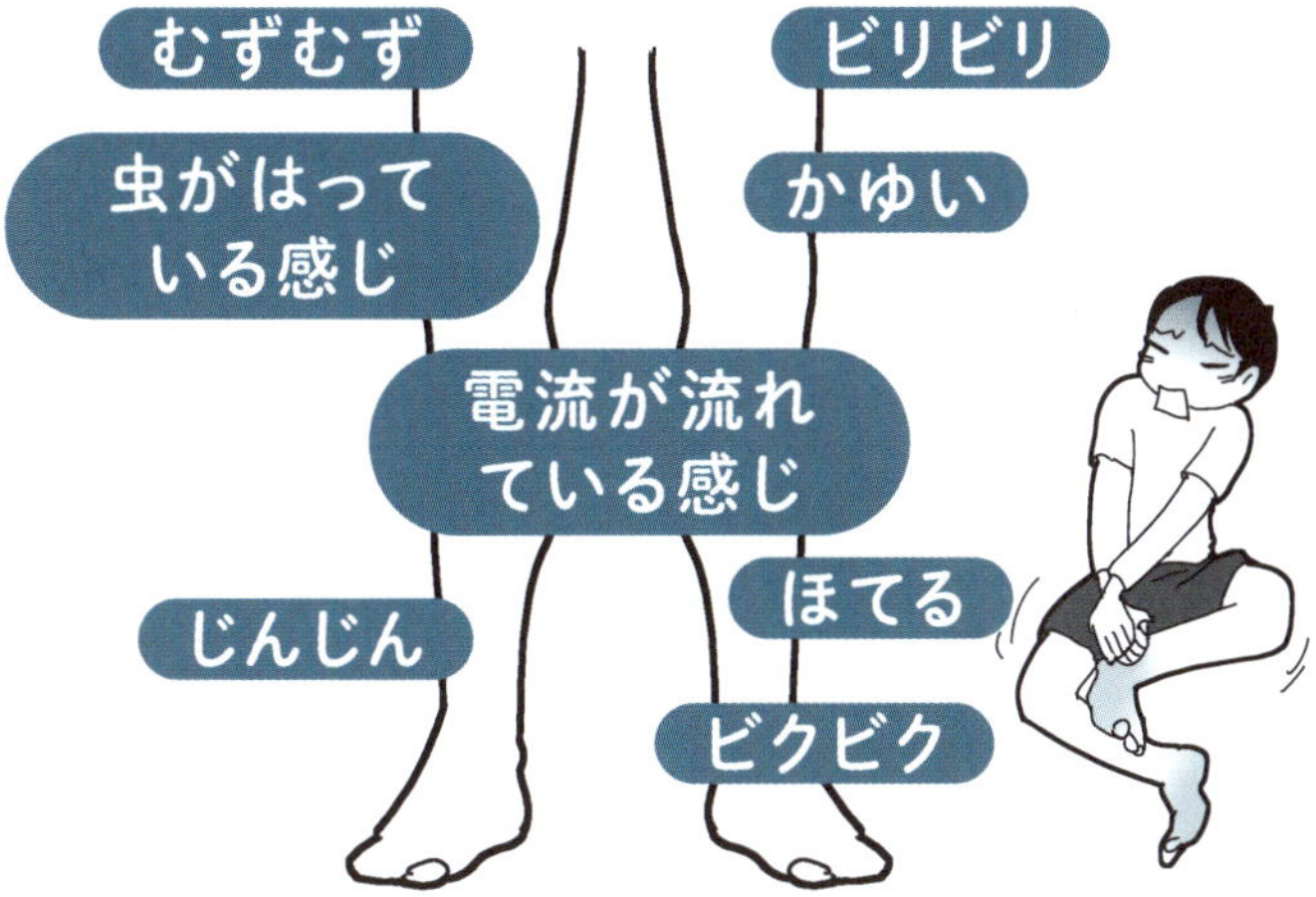
むずむず
虫がはっている感じ
電流が流れている感じ
じんじん
ビリビリ
かゆい
ほてる
ビクビク

睡眠時無呼吸症候群の自覚症状

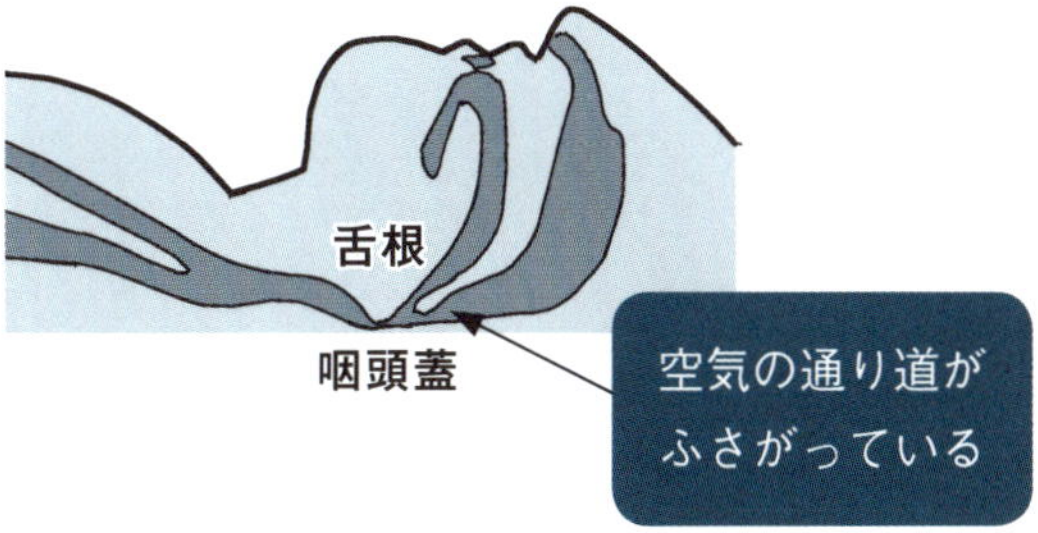
舌根
咽頭蓋
空気の通り道がふさがっている

- 就寝中、激しいいびき音と無呼吸を繰り返す
- 熟睡できない
- 日中のひどい眠気
- 疲労や頭痛
- 口の中の乾燥
- 集中力や記憶力の低下

…など

④体内時計のずれ

人の体には、**時計遺伝子**（44ページ）が存在して、人の体内時計である24時間10分周期の生体リズムを刻んでいます。6日で1時間ずれていきます。

朝目覚めて夜寝るというあたりまえのことを司っている体内時計が、なんらかの理由でずれてしまうことで、適切な就寝、起床時間に合わせられなくなり、睡眠障害である、概日リズム睡眠障害を生じさせてしまいます。概日リズム睡眠障害には、時差ぼけ、交替制勤務で生じる睡眠障害などがあります。

体内時計がずれる大きな理由は、「光」です。朝の日光を浴びることで24時間10分周期の体内時計がリセットされて、外界の24時間周期に合わせて生活できるのです。ひどい症状の場合は医療機関を受診しますが、薬で治療する前に、生活や睡眠習慣を見直し、日光を浴びて体内時計のリセットに努めましょう。

体内時計のずれの自覚症状

- 夜なのに眠れない
- 朝なのに起きられない
- 午後遅くや夕方に眠くなり、早朝目覚める
- 就寝時間と起床時間がいつも不規則で一定のリズムではない
- 海外旅行などの時差ぼけで、夜眠れず日中に激しい眠気や疲労を感じる
- 日勤と夜勤の交替勤務の影響で、睡眠障害、胃腸障害、頭痛などがある

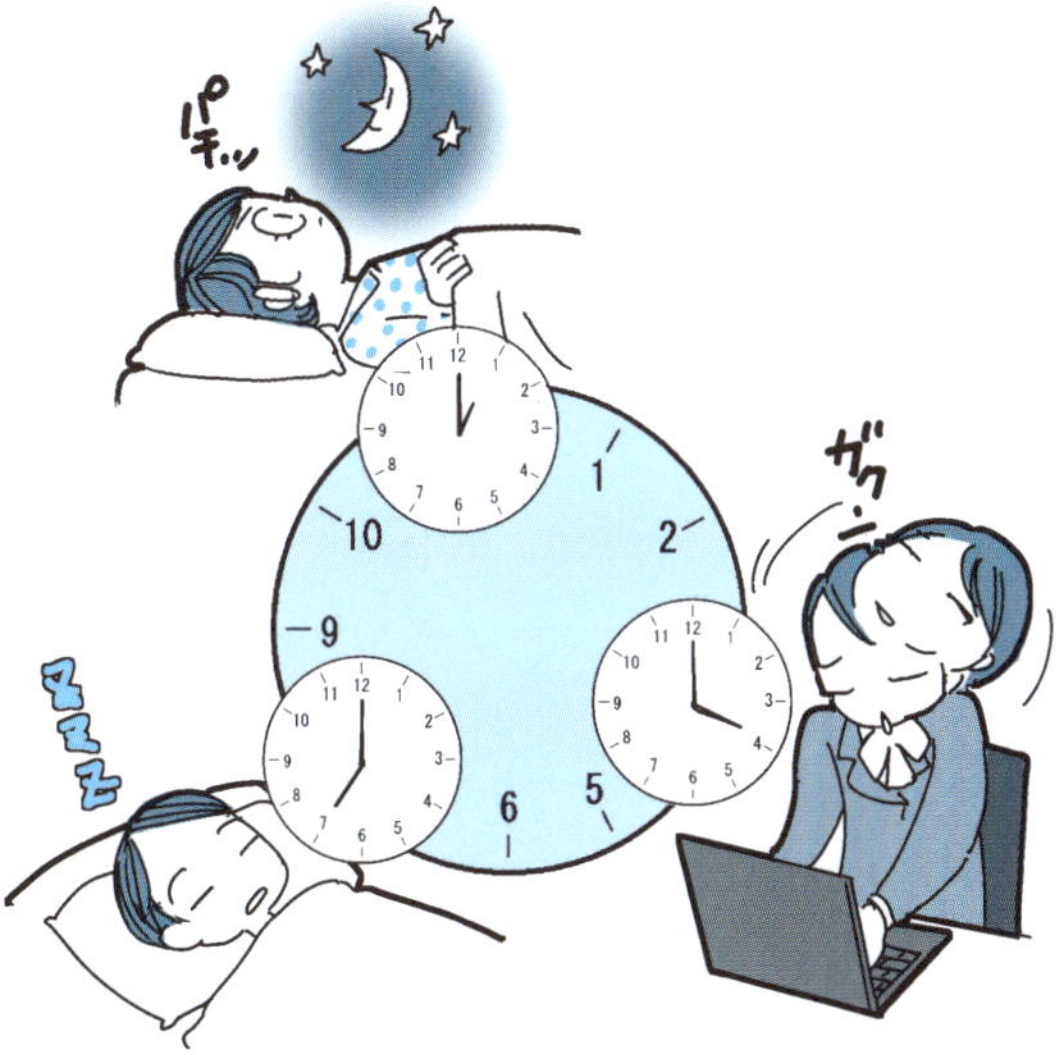

低体温が引き起こす不眠

最近は冷え性や低体温の人が増え、日本人の平均体温は36・1度と、50年前の平均体温より0・75度もさがっています。

低体温は、基礎代謝や免疫力にも影響をおよぼします。低体温によって血流が悪くなると、脳や細胞に必要な酸素や栄養を運ぶことができなくなり、睡眠の質にも大きな影響をあたえます。

特に問題なのは、眠る前です。人の体は、夜寝る前に体温が上昇し、睡眠に入ると深部体温（脳や内臓など）が低下して、脳と体を休息させて、質の高い睡眠を得ます。低体温の人の場合には、この体温調節機能がうまく働かず、血液が毛細血管まで通らないようにして、深部体温を冷やさないように働いてしまいます。そのため、体がなかなか眠る状態に入らず、不眠を引き起こします。

低体温が不眠を招く

低体温の人は、皮膚温度があがらなくて眠れない状態に陥っている!

夜寝る前　　**睡眠中**

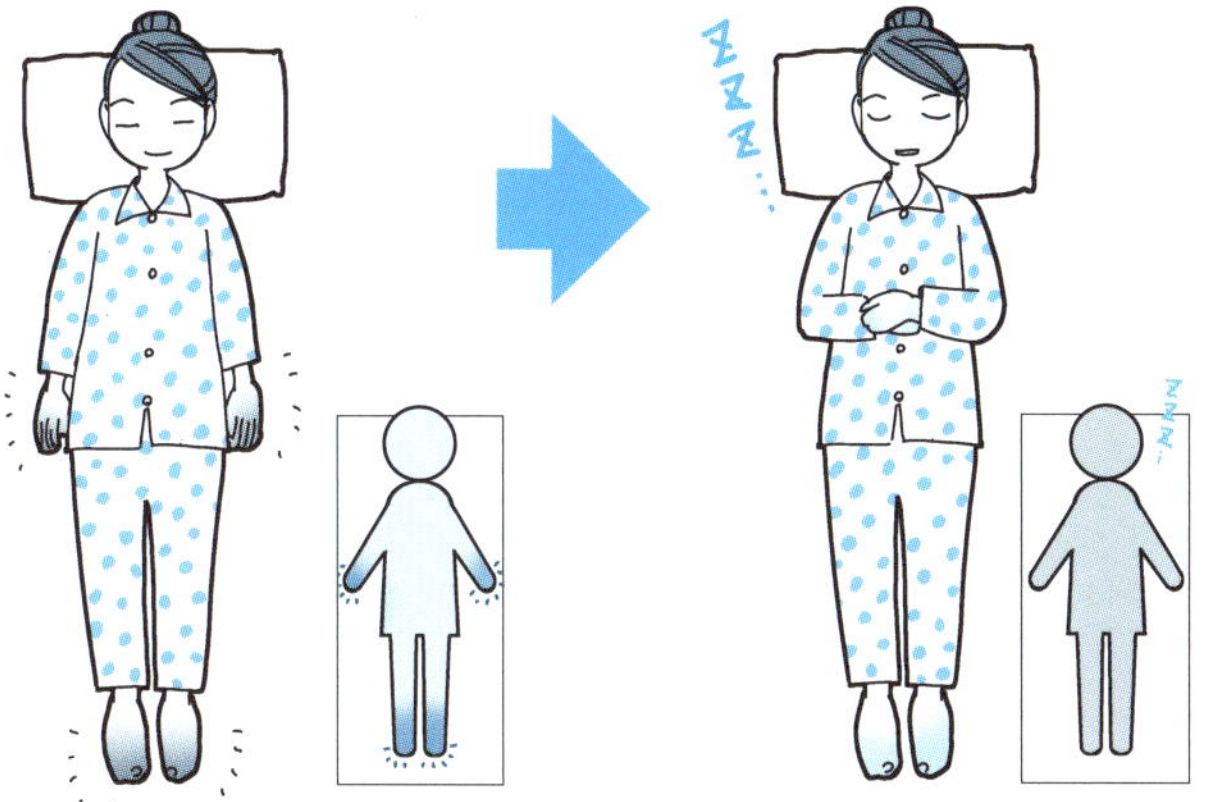

手足から放熱して眠くなっていく

深部体温が低下して深い眠りに入る

体温が1度さがるごとに免疫力が 35%低下、基礎代謝能力も 15 ～ 25%さがるといわれています。体の冷えをなくすことで、質のいい睡眠を得ましょう。

医療用遠赤外線パッドで体を温めて眠る、体の血流を活性化して基礎体温をあげるなど、根本から体温をあげましょう！

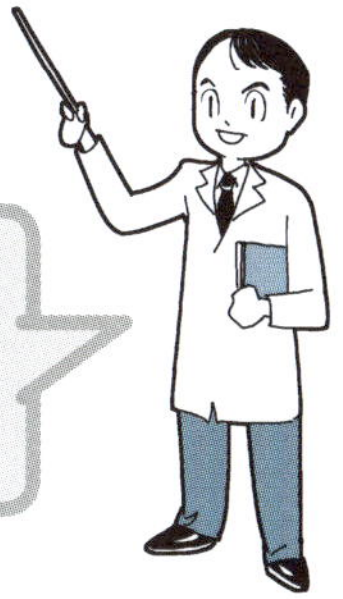

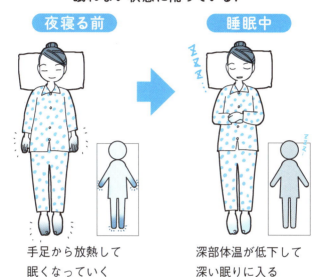

血流の渋滞が引き起こすトラブル

人の血管の長さは全部つなぐと10万キロメートル。地球を約2周半もする長さにおよびます。そのうち約95％以上が毛細血管です。毛細血管には酸素や栄養などを細胞に届けて、老廃物を回収するという重要な役割があります。

この毛細血管が劣化すると、血流が悪くなり、体全体の不調や血栓のリスクにつながります。毛細血管は、血流という命の営みを支える大切な器官です。

睡眠障害によって睡眠時に細胞の再生が行われないと、血液の生産や毛細血管の再生もできなくなります。毛細血管がもろくなって炎症を起こしたり、血流が渋滞を起こして詰まってしまうリスクも高まります。

細胞を再生する重要な役割を担っている睡眠は、血流や血管にも多大な影響をおよぼします。

良質の睡眠が
毛細血管の健康状態を左右する

体全体が健康!
→ 質の高い睡眠
→ 毛細血管が健康に
→ ホルモンの分泌が高まる
→ 細胞修復
→ 体全体が健康!

睡眠不足で毛細血管の機能が低下すると

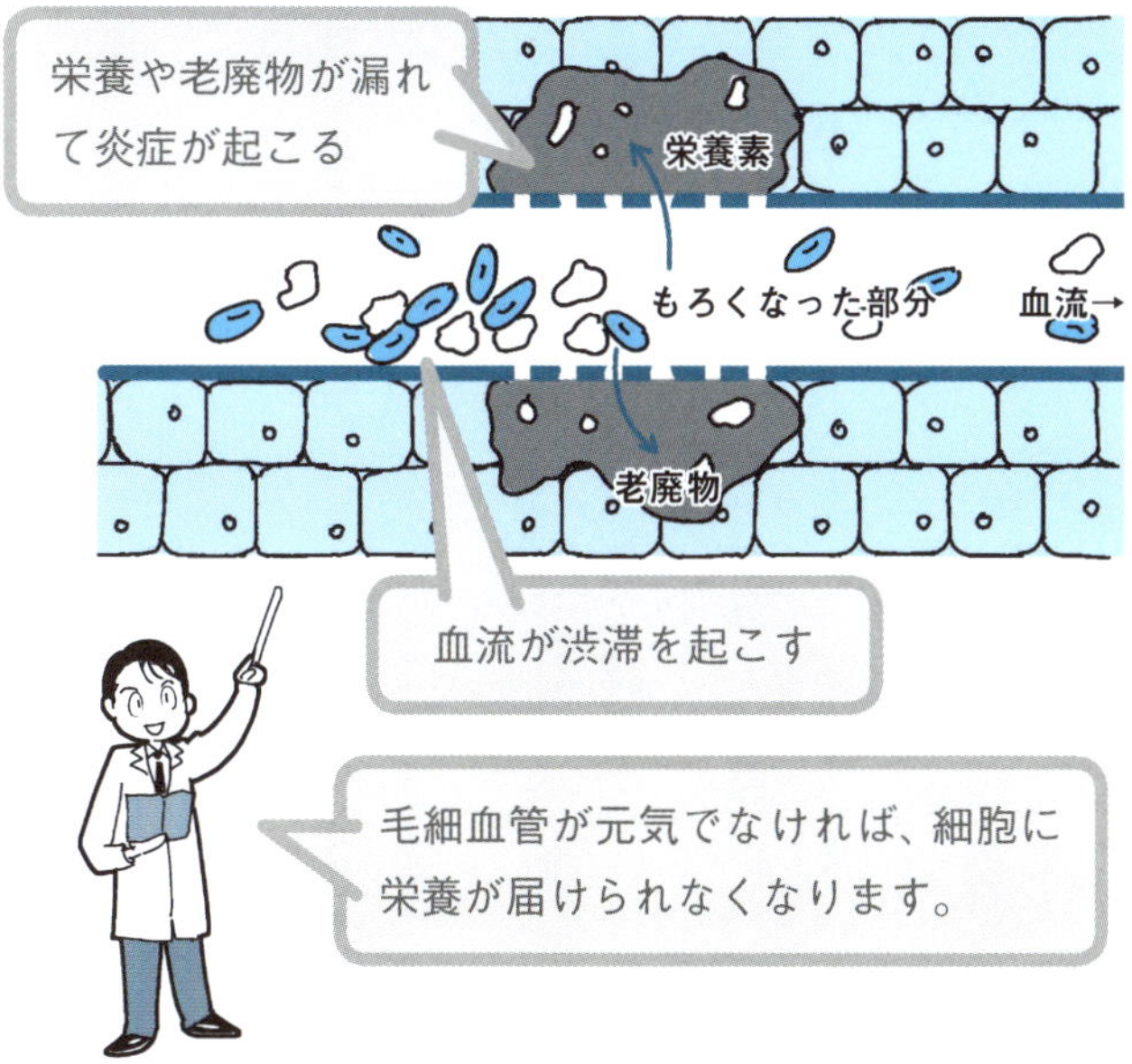
栄養や老廃物が漏れて炎症が起こる
栄養素
もろくなった部分
血流→
老廃物
血流が渋滞を起こす
毛細血管が元気でなければ、細胞に栄養が届けられなくなります。

睡眠障害がボケを引き起こす？

睡眠障害などで睡眠不足が続くと、脳細胞の再生が行われず、脳にダメージをあたえます。この積み重ねが、次第に記憶障害を引き起こすようになります。**長期間睡眠不足が続くことによって、ベータアミロイド、つまり脳内のゴミが蓄積して、アルツハイマー型認知症などの症状が発生するリスクが高まる**のです。実際に睡眠不足は、記憶障害、毛細血管の血流循環の悪化、高齢者が常用している高血圧の薬や睡眠薬などの治療薬によるダメージなどの3大原因によって、脳に破壊的なダメージをあたえる可能性があります。イギリスでは、認知症かつ不眠症の患者にメラトニンを投与することで、認知機能と睡眠維持に効果がみられたという研究報告があります。また、夜更かしする75歳以上の高齢者は認知症のリスクが高まるという発表もありました。睡眠と認知機能には、重要な関連があるのです。

認知症の可能性につながる3つの原因

睡眠不足による記憶障害	毛細血管の血流循環悪化	睡眠薬などによる脳へのダメージ

脳に破壊的なダメージ！

↓

認知症のリスクが増加！

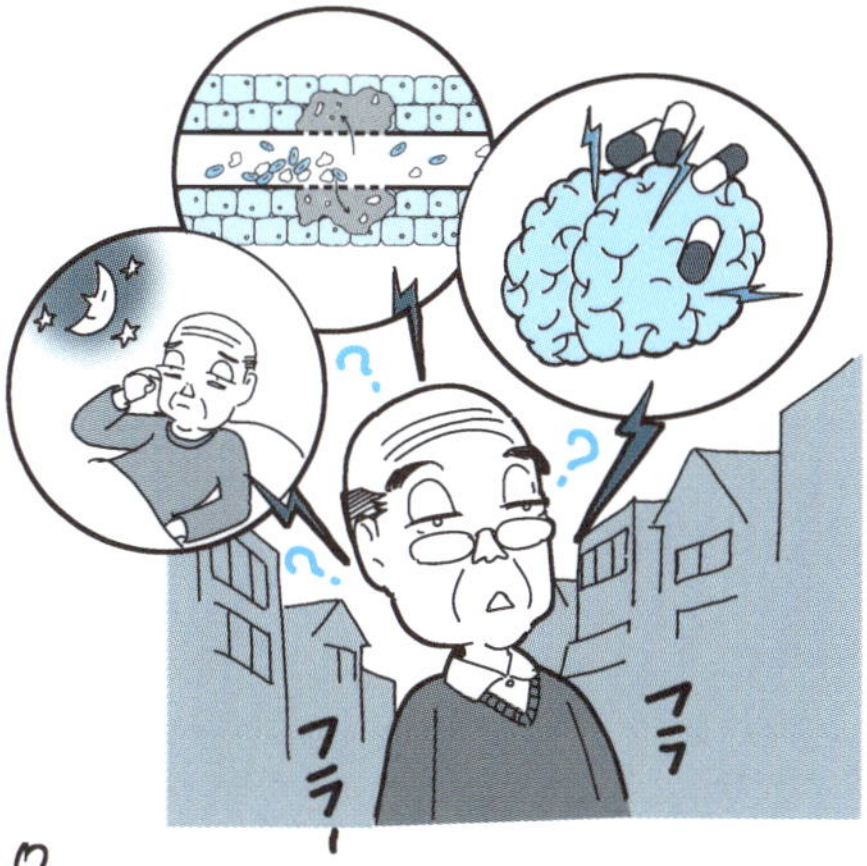

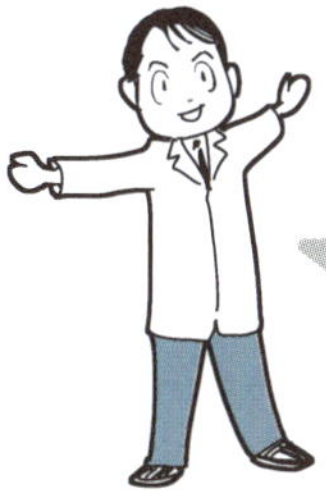

睡眠不足は、脳への壊滅的なダメージ！
睡眠と脳は密接に結びついています。

うつ病と睡眠障害の関係

厚生労働省の調査では、日本のうつ病、そう病の総患者数は112万人（2014年）。世界のうつ病患者数は3億人を上回り、うつ病から年間約80万人が自殺しているとされています。

うつ病の要因はさまざまですが、睡眠不足も大きく関係しています。うつ病の患者さんの9割が不眠を訴えており、ほぼ毎日不眠または過眠状態に陥っていることがわかっています。

うつ病の原因のひとつは、脳内ホルモンのセロトニンの分泌が減少することだと考えられています。40ページでも紹介したセロトニンは、うつ病の治療薬のひとつにも使われています。日光を浴びて運動して、日中セロトニンを分泌することで、不眠症やうつ病の予防効果が期待できます。

うつ病と セロトニンの分泌の関係

セロトニンが減少することで うつ病が発症する!

セロトニンの分泌を増やす生活とは?

セロトニンの分泌を高める食べものをとる
肉、魚、
大豆系食品…など

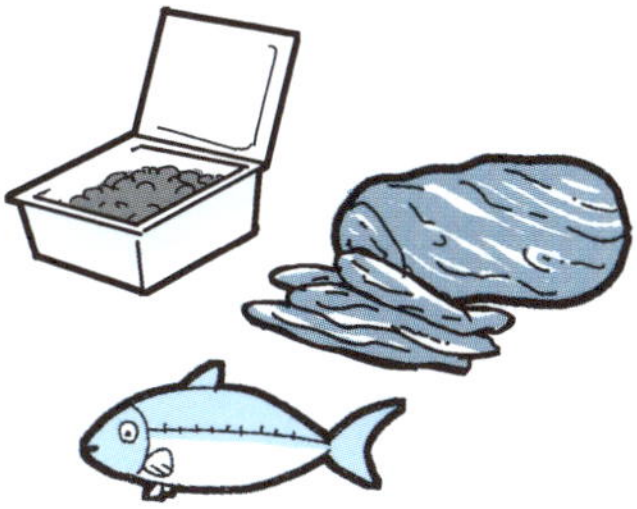

早起きして日光を浴びて運動

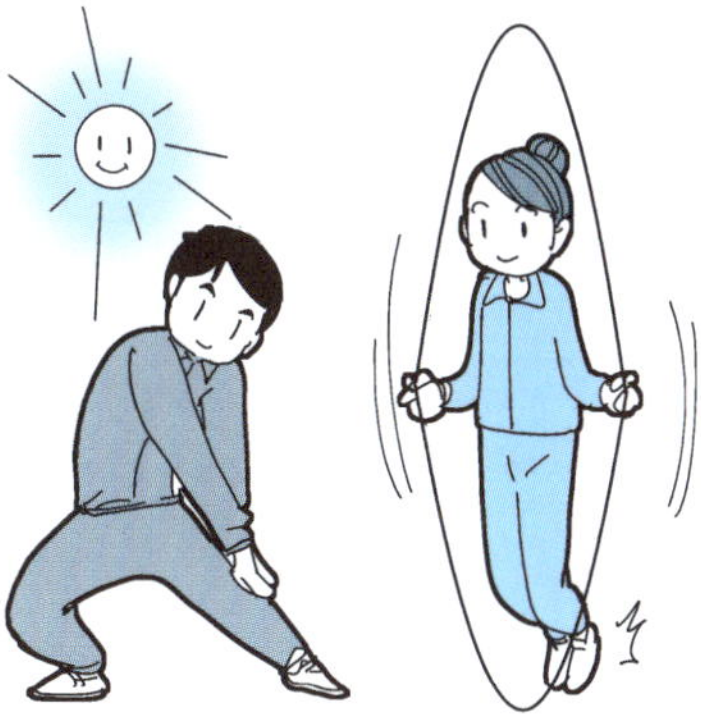

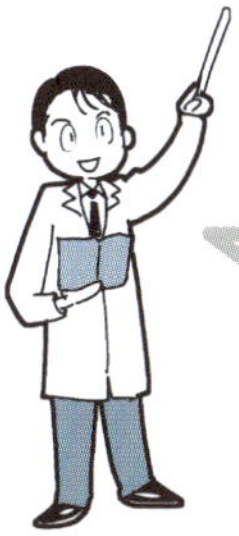

７～８時間睡眠が、最もうつ症状が低いとわかっています。快眠、朝、日光を浴びる規則正しい生活、食事、運動が心にも影響するのです。

睡眠不足が大事故を引き起こした？

不眠症や睡眠不足などの睡眠障害は、ときとして凄惨な大事故を引き起こします。アメリカの調査では不眠症患者は普通の人の2倍の頻度で交通事故を起こし、特に死亡事故が多かったという報告があります。

世界を震撼させた1986年のスペースシャトル「チャレンジャー号」の爆発事故は、深刻な睡眠不足に陥っていたNASAの発射責任者が引き起こしたものでした。日本でも関越自動車道の高速バス運転手の居眠り運転によって、乗客7人が死亡、乗客乗員39人が重軽傷を負いました。2018年に7人が死傷した横浜市の路線バス事故の運転手は、睡眠時無呼吸症候群（SAS）患者でした。こうした不幸な事故を二度と起こさないためにも、睡眠障害の症状を正しく理解し、改善していくことが必要です。

睡眠障害が原因とされる大事故

- 1979年　スリーマイル島原発事故
- 1986年　スペースシャトル「チャレンジャー号」の爆発事故
- 1986年　チェルノブイリ原発事故
- 1989年　巨大タンカー「エクソン・バルディーズ号」座礁事故
- 2003年　JR西日本　山陽新幹線居眠り運転事故
- 2012年　関越自動車道　高速バス居眠り運転事故
- 2018年　横浜市　路線バスの追突事故

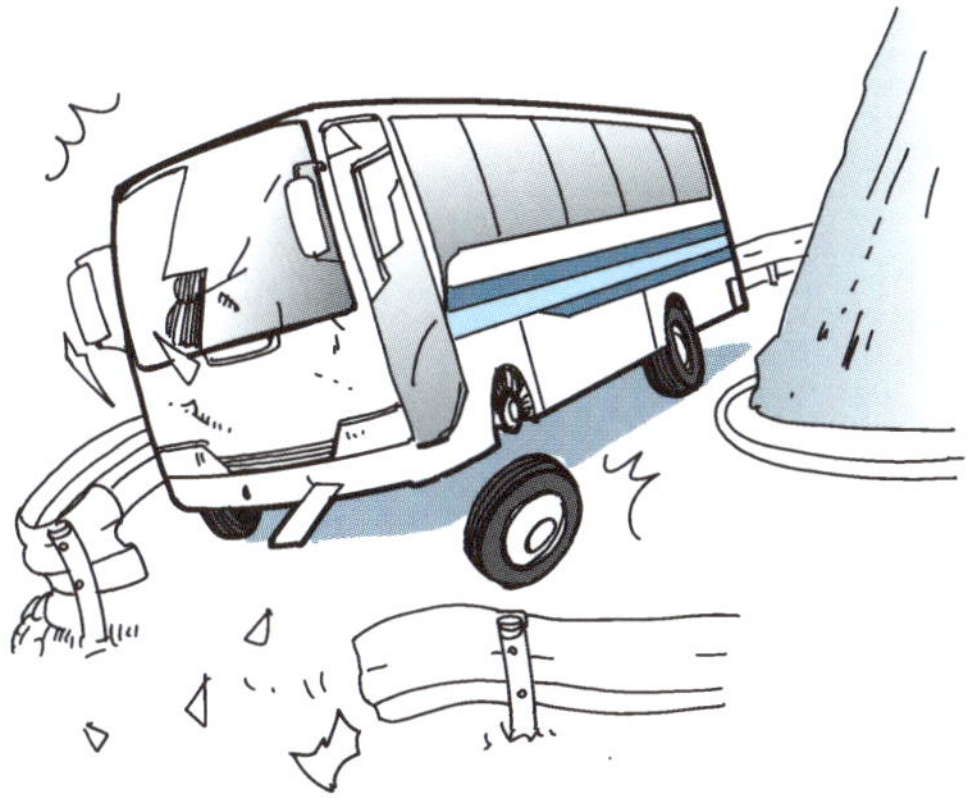

事故の規模の大小ではなく、**睡眠不足が不幸な事故を起こす可能性がある**ことを心に留めてください。

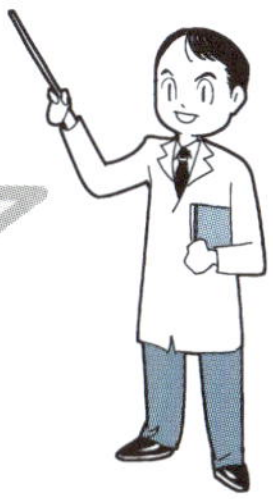

COLUMN

平安時代にも不眠症

不眠はいつの時代にもありました。さまざまな病気を紹介した平安時代の絵巻物「病草紙」には、「不眠の女」という病いを患った女性の姿が描かれています。絵巻には、すやすやと眠る女性たちのそばで、ひとり身を起こし、険しい顔つきの女性の姿が描かれています。「夜になれども寝入らるることなし。終夜起きゐて何よりわびしきことなりとぞ云ひける」と説明にあるので、入眠障害の症状のようです。平安時代の貴族女性は、御簾の中で過ごして日光を浴びることが少なく、体を温めて快眠に導く湯船に浸かる習慣もありません。

『源氏物語』や『万葉集』では、恋人の訪れを待ち続けて眠れない女性や、明け方の恋人との別れを嘆く女性が描かれています。いつの時代も、恋愛の悩みごとと不眠は切っても切れない関係ですね。

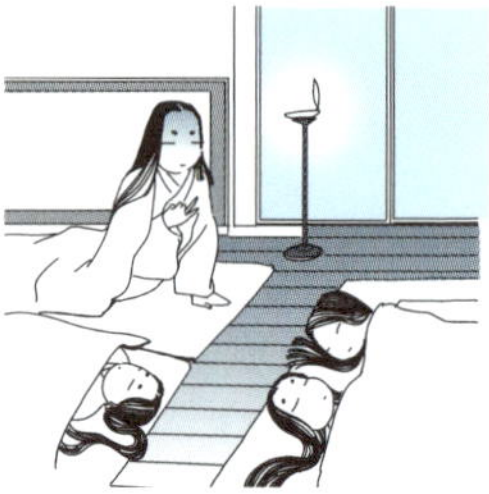

第3章

すっきりした目覚めがいい睡眠を生む

あなたは目覚めをおろそかにしていませんか？

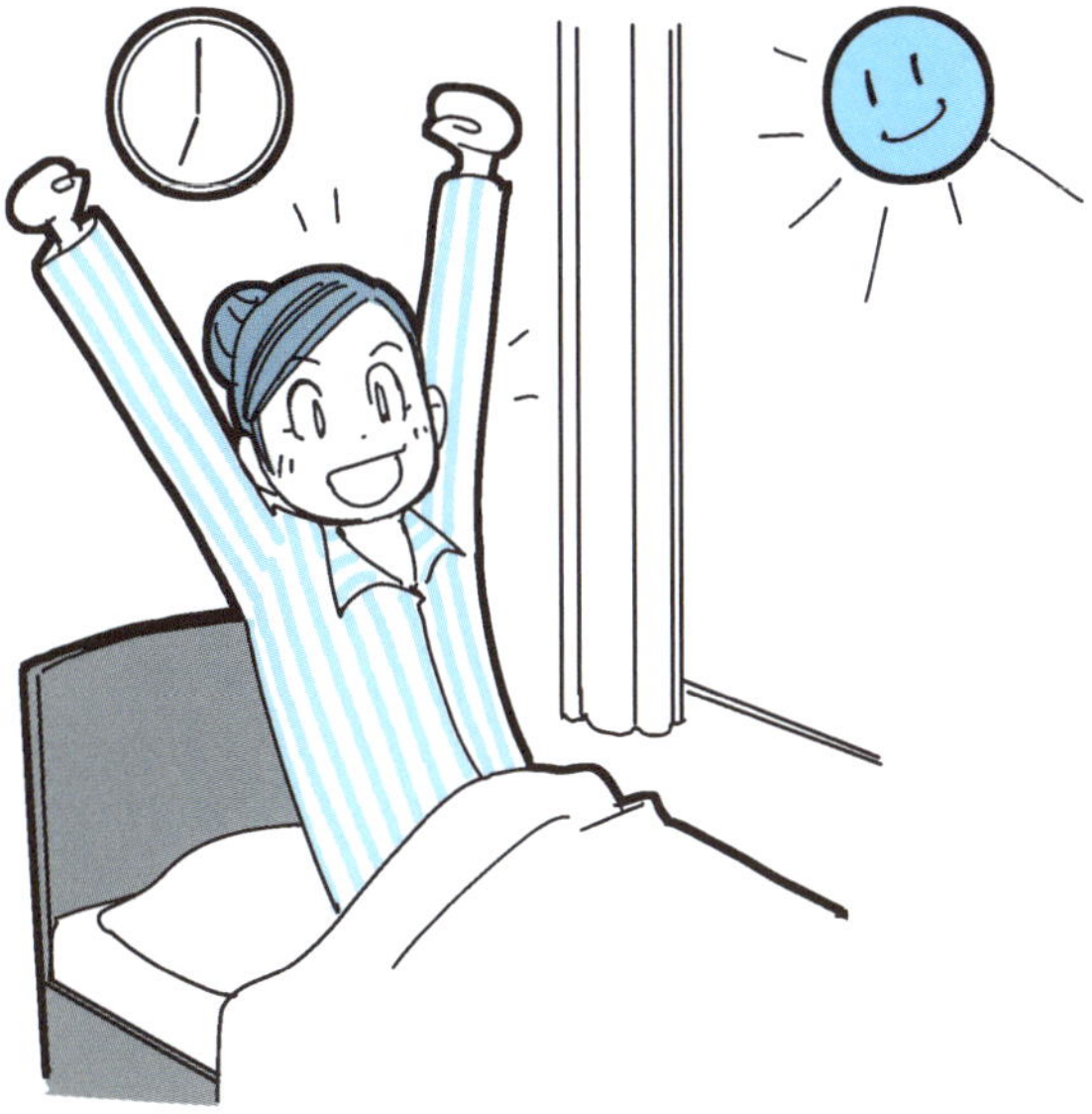

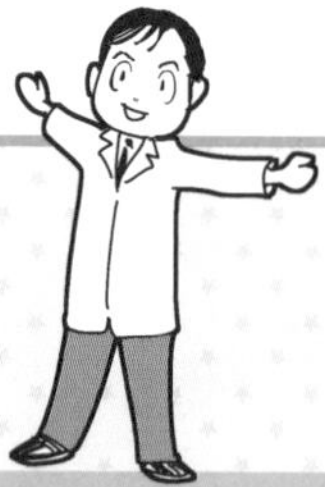

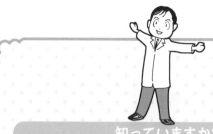

知っていますか?

快眠を呼ぶ食べものは、ネバネバ！

体を温める習慣を身につけると、質の高い睡眠を実現できます。体の中から、基礎代謝をあげるのは、里いも、長いもなどのネバネバする食品の他に、れんこん、にんにく、たまねぎなどです。

納豆も、セロトニンのもとになるトリプトファンを多く含んでいる食べものです。

また、これらの食材を温めて食べることも、快眠のポイントです。生野菜は体を冷やしてしまいますので注意してください。

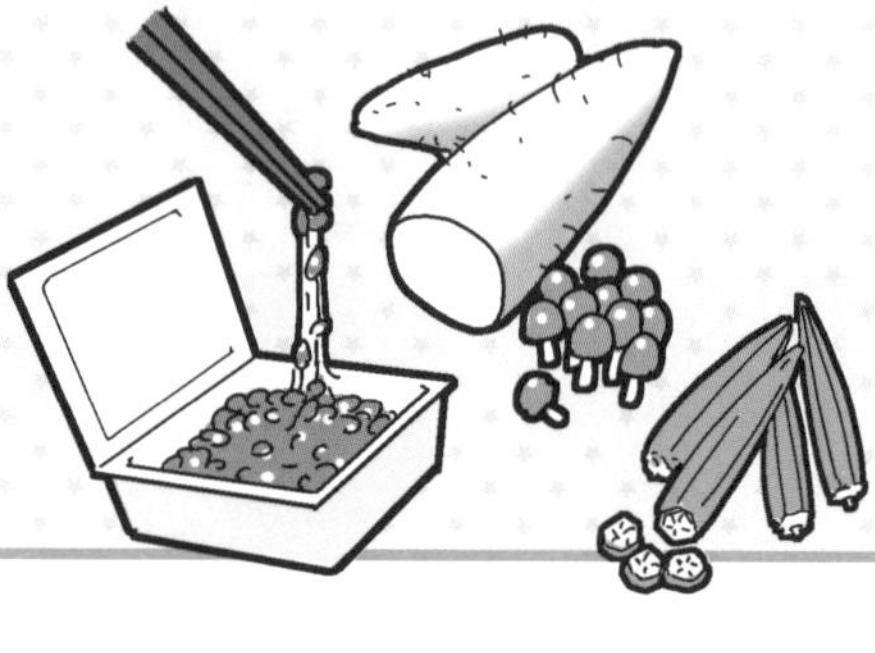

QUESTION 1

20代女性の4人にひとりが朝食抜き?

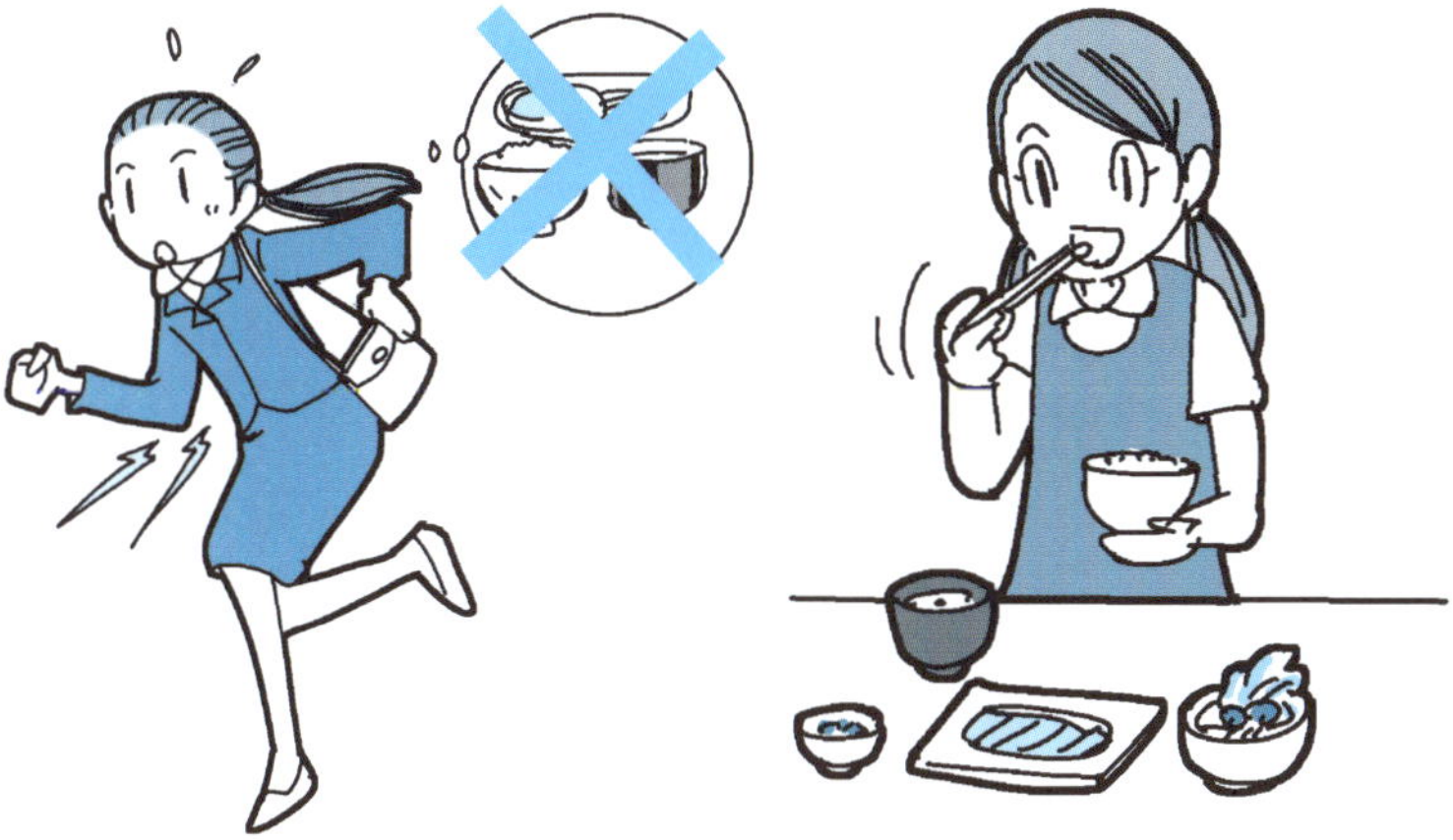

YES or NO

答えは次のページにあります。

ANSWER
YES

2018年の「国民健康・栄養調査」によると、最も朝食を食べていないのは、男女ともに20代。20代女性の約４人にひとり、20代男性の約３人にひとりが、朝食をとっていない、または菓子や果物、嗜好飲料だけ、栄養ドリンクだけでした。朝食を食べないのは、朝は食欲がない、時間通りに起きられないなどのさまざまな理由が考えられます。

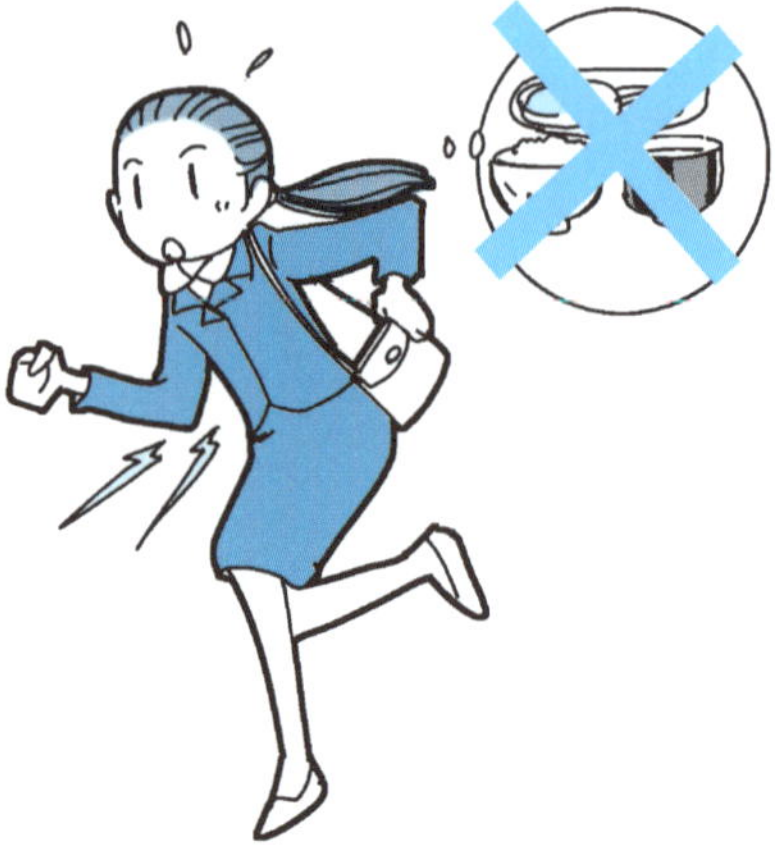

QUESTION 2

人間には朝型と夜型があって変えられない?

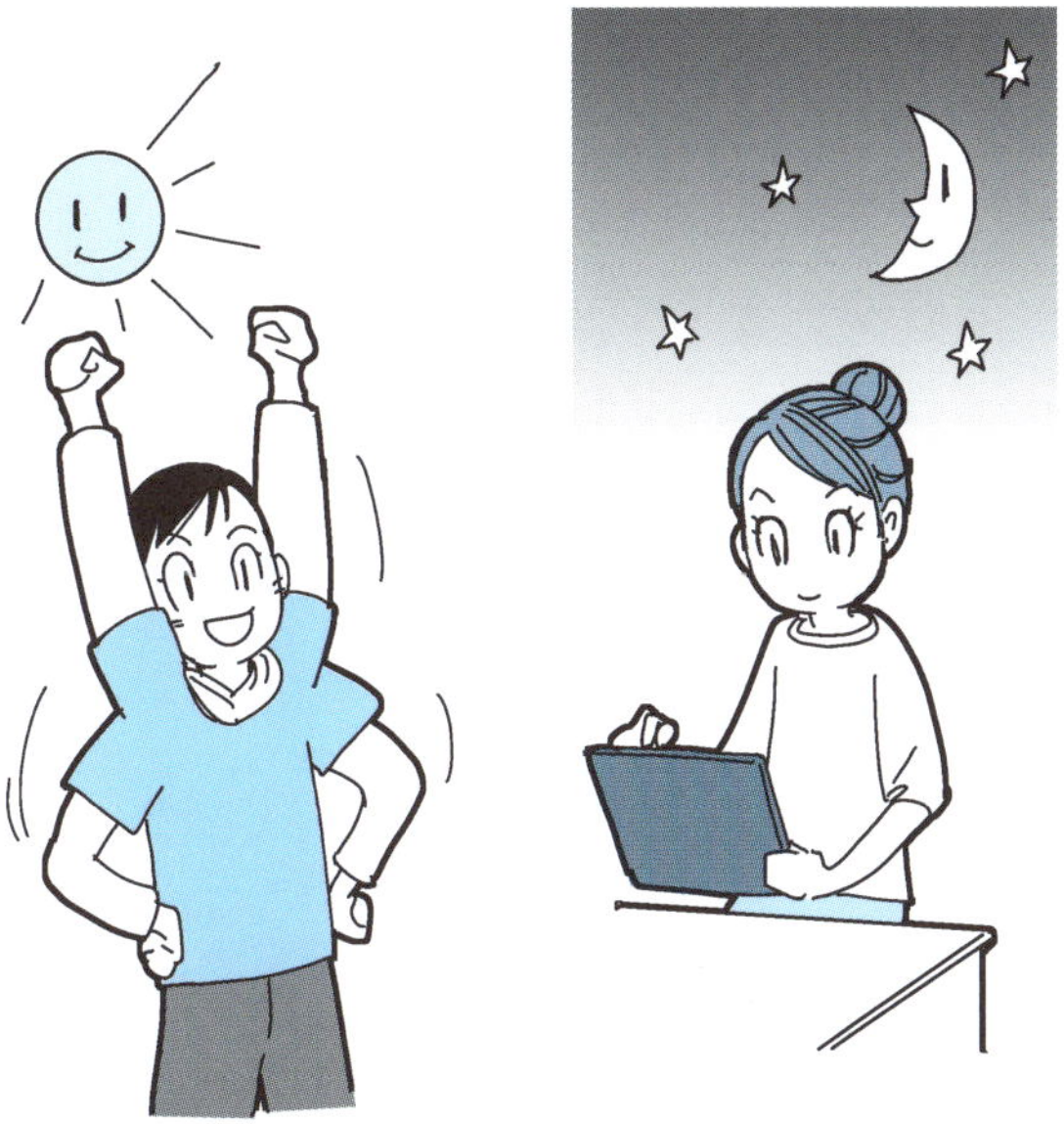

YES or NO

答えは次のページにあります。

ANSWER
NO

よくEARLY BIRDS（早起きの朝型）とNIGHT OWLS（宵っ張りの夜型）といいますが、これは長年の生活習慣によるものです。人間の体内時計は、朝起きて活動し、夜には自然と眠くなるようにつくられています。体内時計にあわせて生活習慣をうまく変えれば、夜型から朝型に変えられます。

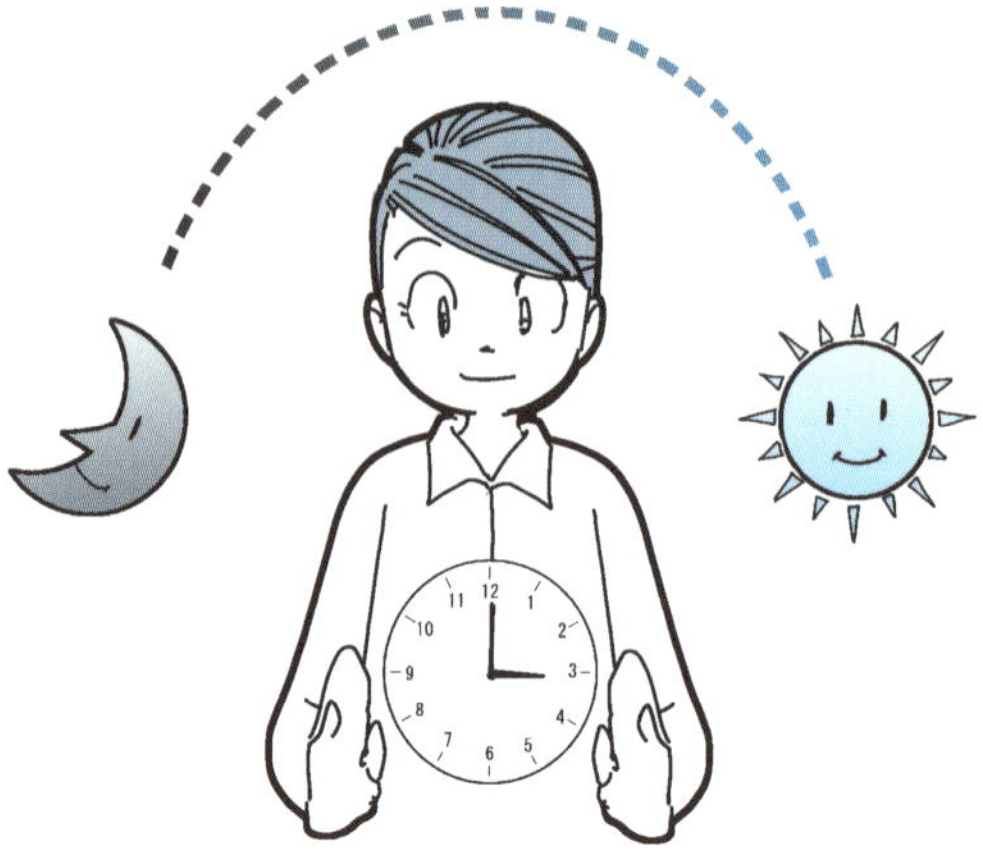

QUESTION 3

昼眠くなるのは昼食を食べすぎたから?

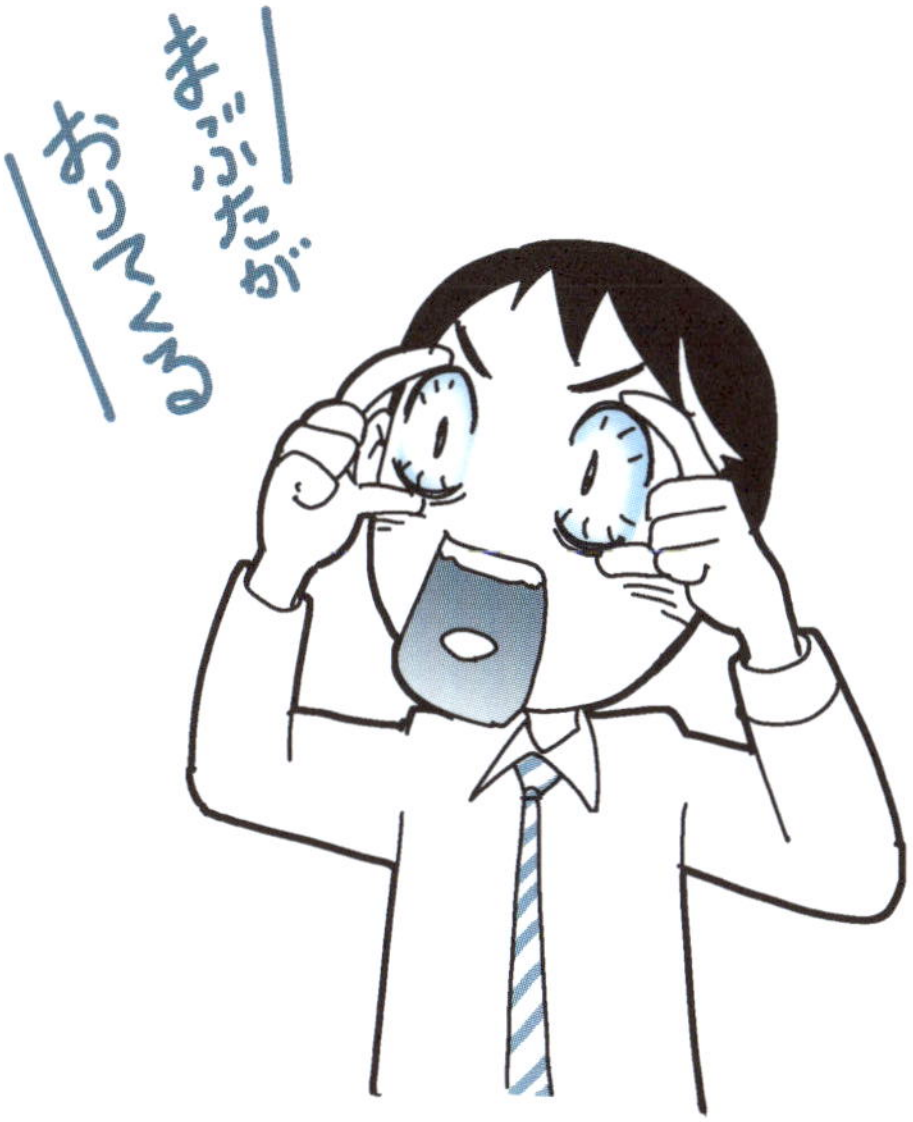

YES or NO

答えは次のページにあります。

ANSWER NO

午後２時～４時頃に眠くなるのは、体内時計によるものです。昼食や満腹感とは関係なく、体のリズムには、午後２～４時、午前２～４時に強い眠気を感じる、ふたつの山があります。夜に質の高い睡眠をとるためにも、午後眠くなる時間帯には、昼寝などせずに、なるべく集中力の必要ない軽作業や外出で、眠気の山を乗り越えましょう。

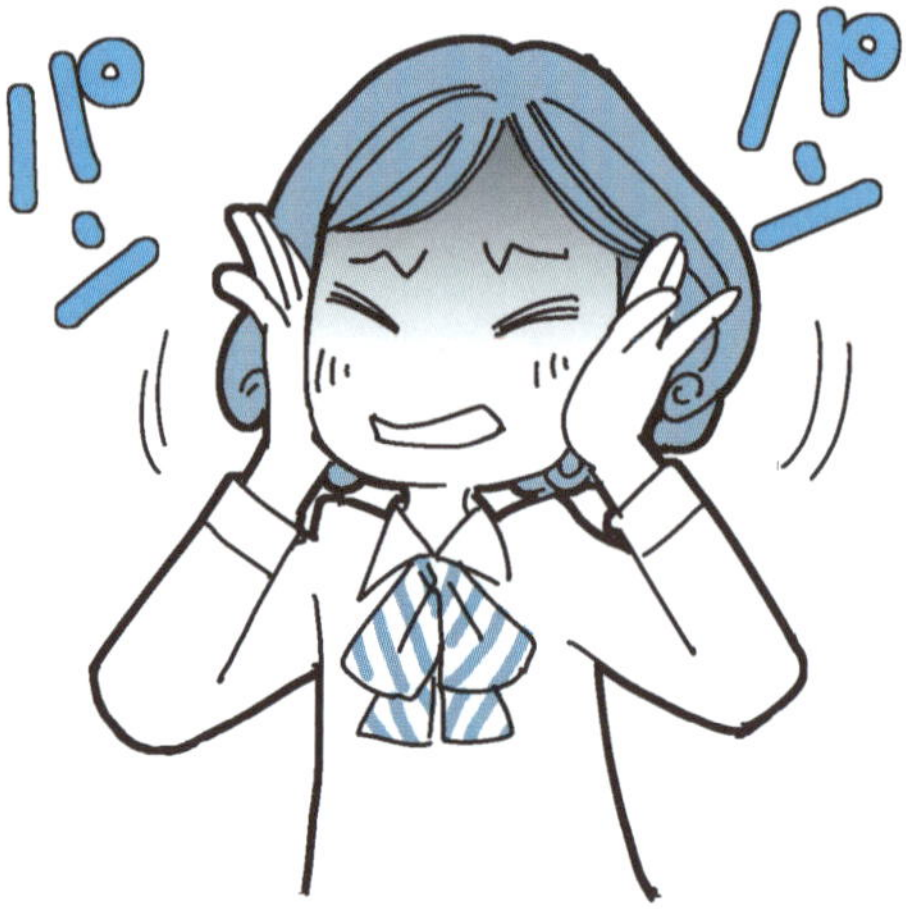

よい目覚めが快眠をつくる

睡眠不足を改善するために、早寝したり睡眠環境を整えたりすることも大切ですが、実は睡眠薬などを使わずに、すっきりした目覚めができるようになることが、快眠をつくります。この章では、目覚めの大切さについてご説明いたします。

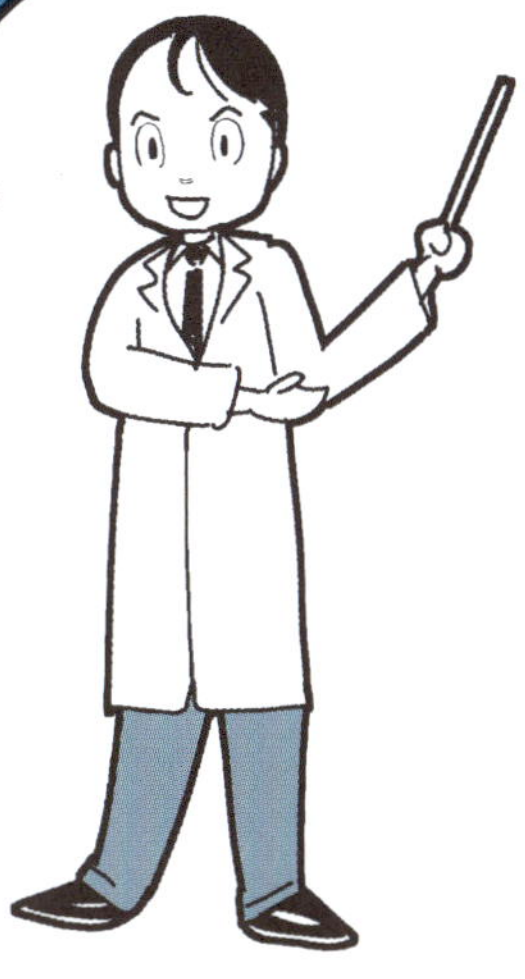

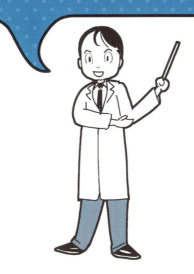

眠りたいなら、早起き早寝が基本

「朝は希望に目覚め、昼は恩に報い、夜は感謝に眠る」。

眠りについて考えるときに必ず思い浮かぶ、大好きな言葉です。私が10歳のときに、老衰で眠るように亡くなった、尊敬する曾祖母の生き方は、まさにこの言葉そのものでした。

よりよい睡眠を考えるとき、いかに眠るかだけを考えがちです。もちろんそれも大切ですが、**朝いかに気持ちよく目覚めるか、昼どのように行動しているか**、ということをおろそかにしていないでしょうか？

睡眠不足が続くと、朝起きられない、睡眠薬を使うと目覚めがつらいなど、朝も調子がよくないはずです。朝の目覚め方から改革することによって、夜の快眠を生み出していきましょう。

快眠をもたらす生活リズムは体内時計にあわせた朝の目覚め方で決まる!

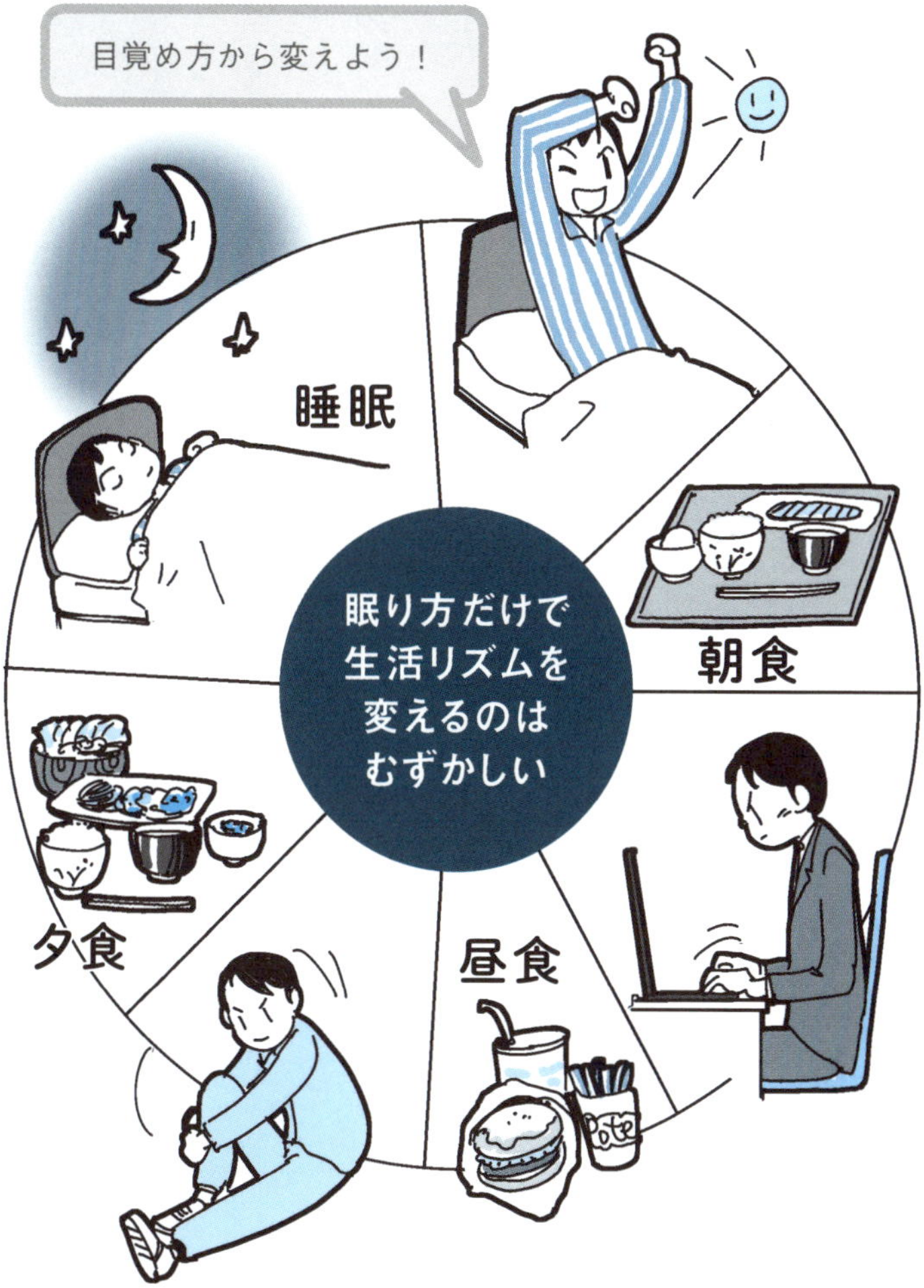
目覚め方から変えよう!
睡眠
朝食
昼食
夕食
眠り方だけで生活リズムを変えるのはむずかしい

いい目覚めチェックリスト

あなたの朝の目覚めは、どうですか？

朝起きるのがつらかったり、起きられなかったりしませんか？

左のページのチェックリストで、あなたの朝の目覚めの状態を確認してみましょう。**朝がつらいのは、日々の睡眠不足や体内時計にあわせたリズムで起きていないためです。**脳や体の疲れが、睡眠できちんと取り除けず、翌朝にもまだ疲れが残っていると、日中の通勤、通学時間に居眠りをして、また夜眠れないという、悪循環に陥ってしまいがちです。また、朝食をとらないと、寝起きの体が行動するためのアクティブなスイッチに、なかなか切り替えられません。

朝すっきりと快適に目覚めて、一日の生活リズムを整えて、あなたの睡眠を変えていきましょう。

いい目覚めをしていますか?

- □ 朝起きるのがつらい
- □ 目覚めても、30分間はだるくて、すぐに行動できない
- □ 起きるべき時刻に起きられない
- □ 目覚ましがないと起きられない
- □ 平日と休日の起床時間が2時間以上ちがう
- □ 早朝に目が覚めて、寝つけない
- □ 昼間に居眠りをすることが多い
- □ 朝食をとらないことが多い
- □ 朝は食欲がない
- □ 朝日を浴びる習慣がない
- □ 朝、1時間以上のマラソンなど、ハード な運動をしている
- □ 朝、シャワーを浴びる習慣がない

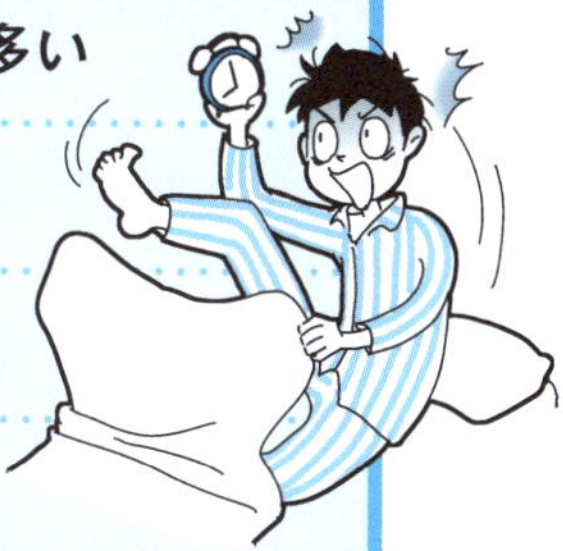

※チェック項目が３つ以上ある人は、いい目覚めができていない可能性があります。朝の生活習慣を見直しましょう。

体内リズムを立て直すために

成人になってからの生活習慣は、なかなか変えられないとあきらめていませんか？

いいえ、そんなことはありません。

もともと太古から、人間の体内時計は、朝になって日光を浴びると目覚め、夜になれば自然と眠くなるようにできているのです。

24時間刺激の多い現代社会に合わせているうちに、人の体内時計はどんどんずれて、睡眠時間が減少しています。しかし、そのずれも、毎朝、日光を浴びて調整することができるのです。

朝、目覚めてすぐに日光を浴びることで、日中の行動が活性化され、セロトニンからメラトニンがつくられて、健やかに眠りにつく。この**理想のサイクルづくりをめざして**、目覚めからライフスタイルを変えていきましょう。

ずれた体内リズムを立て直すには日光の力を活用する

日光
目覚め
セロトニン増加
体を
温める
エネルギーの活性化
メラトニン増加
快眠

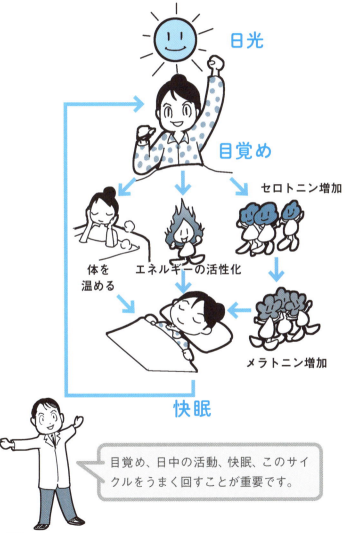

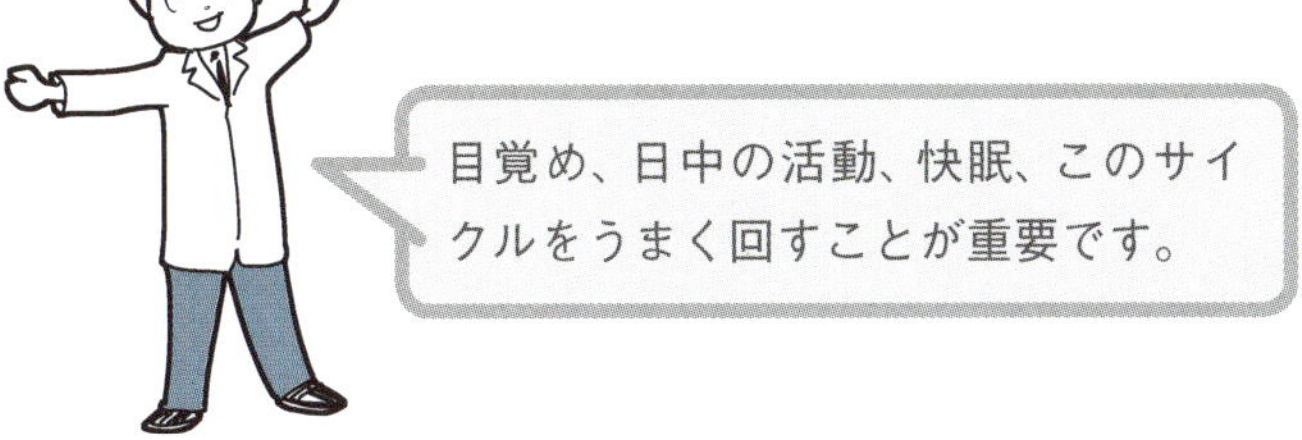
目覚め、日中の活動、快眠、このサイクルをうまく回すことが重要です。

朝寝坊や休日の寝だめをやめよう

いつも出かける時間ぎりぎりまで寝ていたい朝寝坊の人は、結局慌ただしく朝食抜きで出かけるなど、睡眠に悪いライフスタイルが連鎖していきます。

また、平日は午前7時に起きている人が、休日には午後1時まで寝ているというのは、あきらかに寝だめのしすぎです。睡眠のサイクルがずれて、平日に元に戻すのが大変になってしまいます。

12ページでも説明したように、睡眠不足を解消するための休日の寝だめが、結局は体を時差ぼけのような状態に陥らせて体内時計のずれのもとになります。

快適な目覚めにシフトするためには、**平日の朝寝坊や休日の寝だめをやめて、目覚めてから出かけるまでの朝の時間にゆとりを持つ起床時間にシフト**するようにしていきましょう。

朝寝坊の人は、15分ずつ早起きする

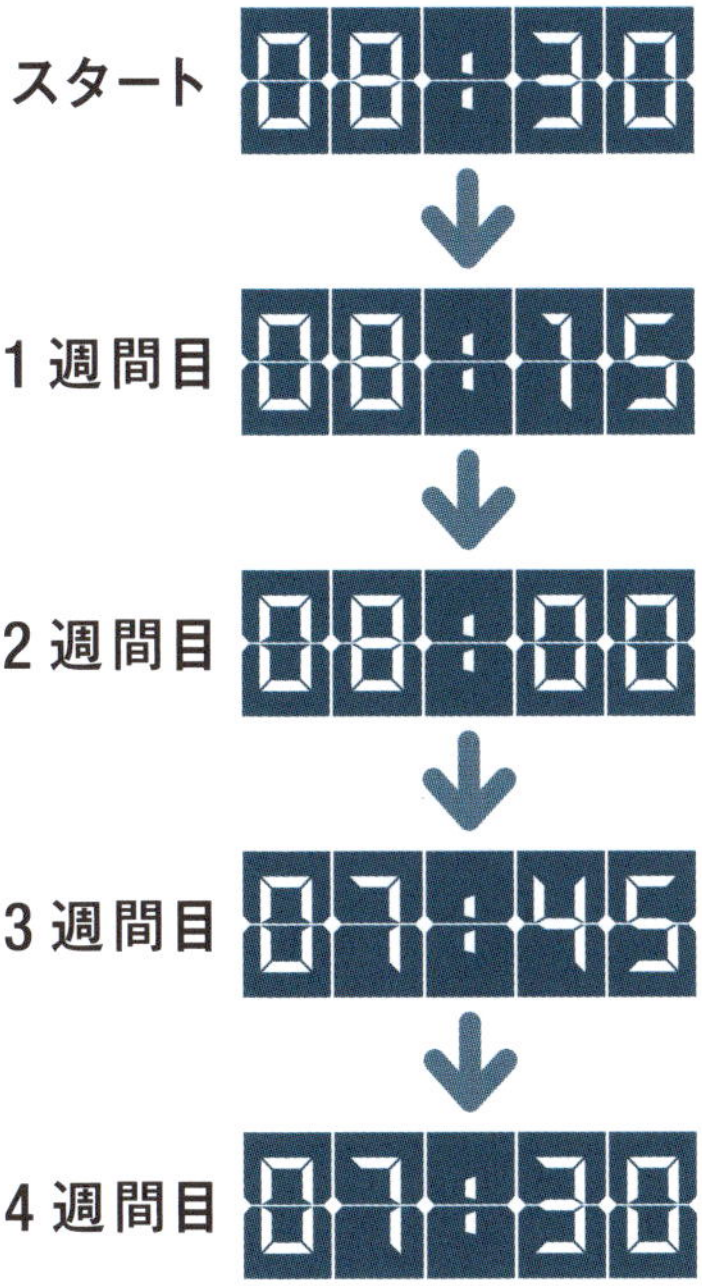
スタート
08:30
1週間目
08:15
2週間目
08:00
3週間目
07:45
4週間目
07:30

いつも起きられなくて朝寝坊の人は、15分ずつ起床時間を早めていきましょう。急に早起きをめざして三日坊主になるより、徐々に体を慣れさせていくのがおすすめです。

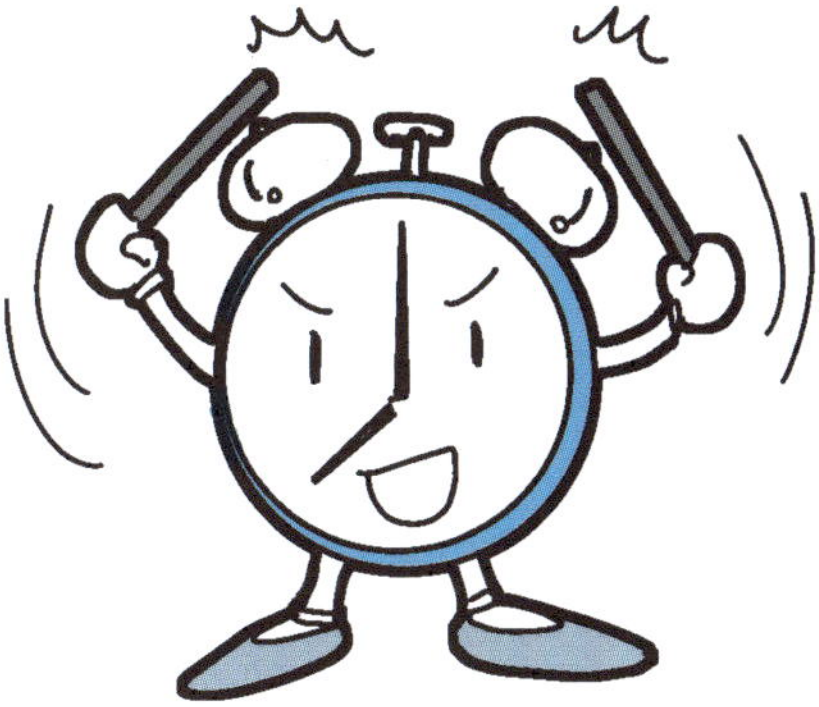

休日の朝寝坊は1時間程度まで

休日の朝寝坊は、１時間遅く起きる程度におさめておき、夜早く寝るようにしましょう。

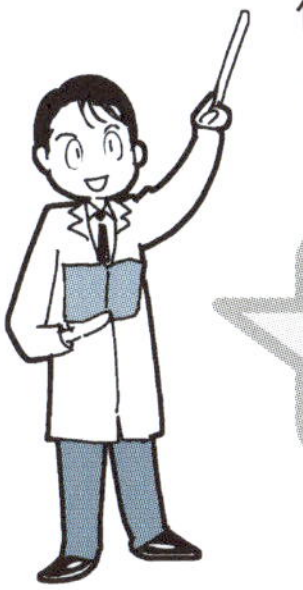

朝寝坊の人は、無理なく、15分ずつ起床時間を早めていきましょう。

「あたため睡眠」を目覚めにも！

私が、長年提唱してきた「あたため睡眠」は、なるべく体温をあげて、体を温めながら眠る、睡眠による健康法です。

体を温めることによって、毛細血管の血流もよくなるので免疫力がつき、病気になりにくい体をつくります。

「あたため睡眠」は、目覚めにも適用できます。

睡眠中に低下していた体温は、朝起きると上昇して、活発に行動できるようになります。これを補助するために「あたため目覚め」を行います。

日光を浴びる、温かい朝食をとる、軽いストレッチをする、部屋の室温をあげて目覚めの環境を整えるなど、**起き抜けの体を温める「あたため目覚め」を心がける**ことで、心地よい目覚めをつくりだすことができます。

「あたため目覚め」で朝から体温をあげて行動しやすい体づくり

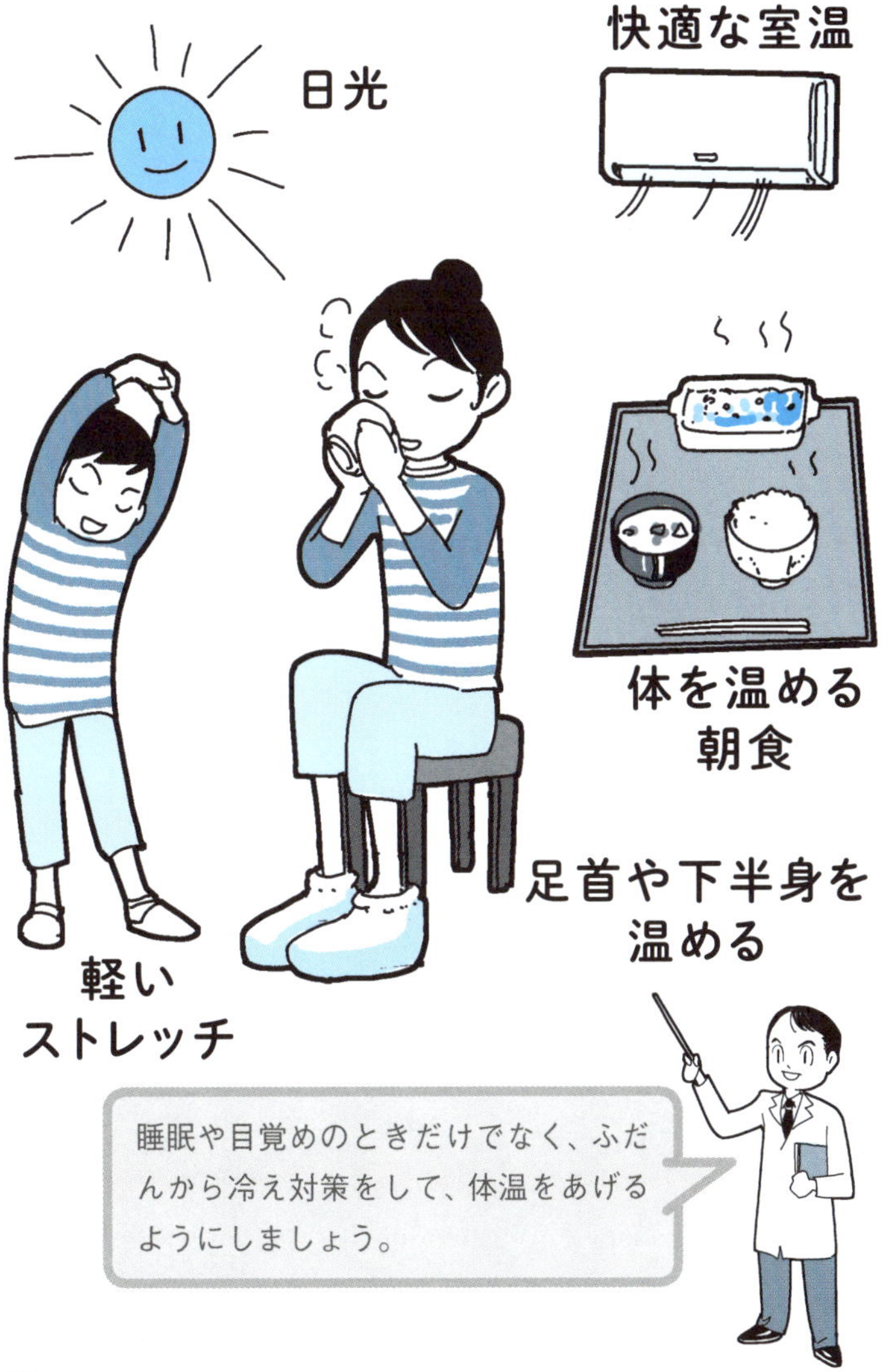
日光
快適な室温
体を温める朝食
足首や下半身を温める
軽いストレッチ
睡眠や目覚めのときだけでなく、ふだんから冷え対策をして、体温をあげるようにしましょう。

睡眠がいちばん簡単な健康法

健康な状態と、生活習慣病などの病気の間には、健康から病気へ変化していく過程である未病という状態が存在します。

未病の段階では、何となく具合がわるいといった自覚症状があったり、健康診断の検査の数値が少しずつ悪化していたりします。

この**未病の段階で、不適切な生活習慣を改めて、治療の必要な病気になってしまう前に、健康な状態に戻す**ことが、いま注目されています。

未病を改善するには、万病のもととなる睡眠不足を改善して、規則正しい生活習慣をめざすことです。

しかも、質の高い睡眠をとることは、お金もかからず、いちばん簡単な健康法なのです。

質の高い睡眠で、未病を治そう!

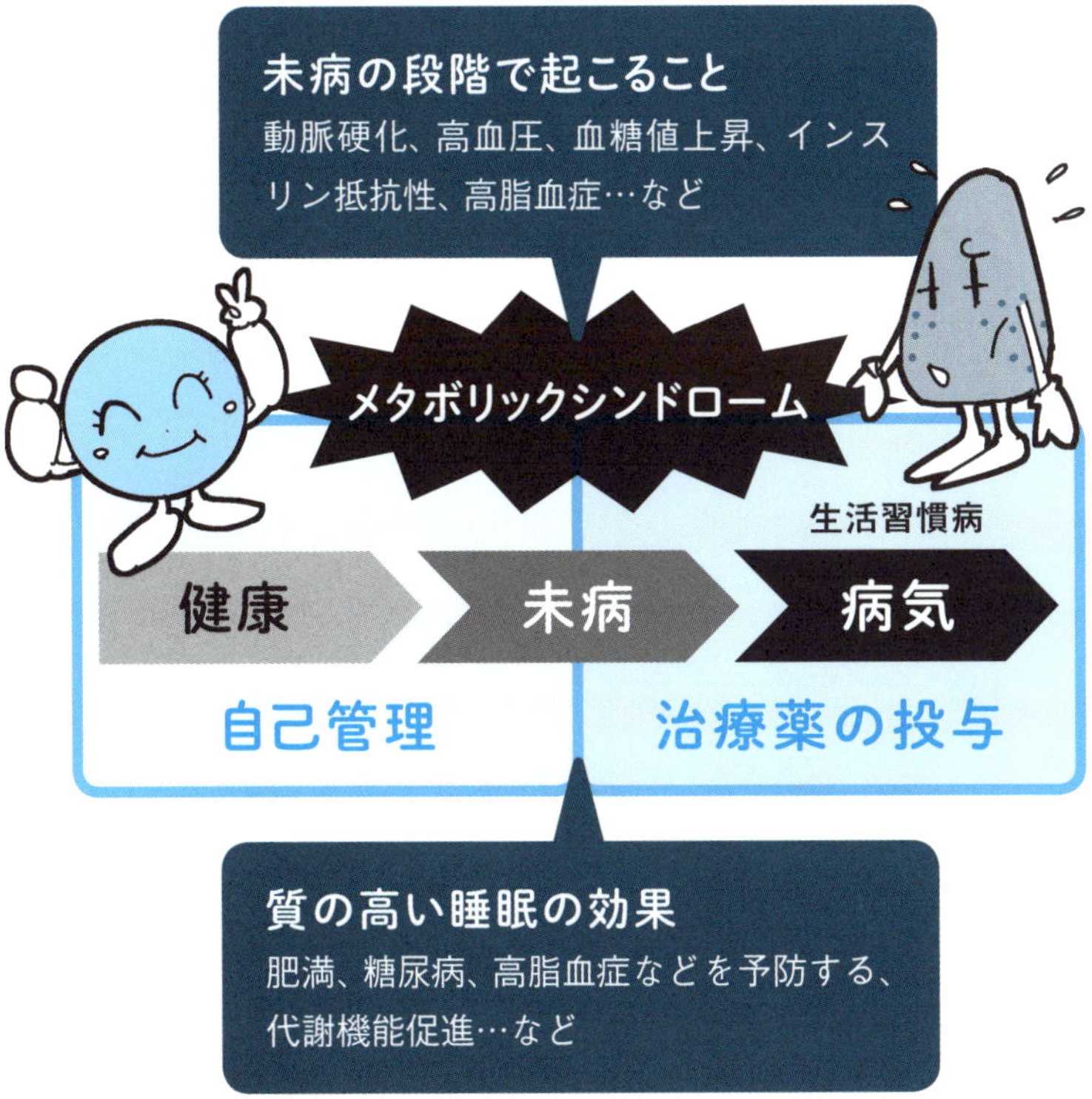
未病の段階で起こること
動脈硬化、高血圧、血糖値上昇、インスリン抵抗性、高脂血症…など
メタボリックシンドローム
生活習慣病
健康
未病
病気
自己管理
治療薬の投与
質の高い睡眠の効果
肥満、糖尿病、高脂血症などを予防する、代謝機能促進…など

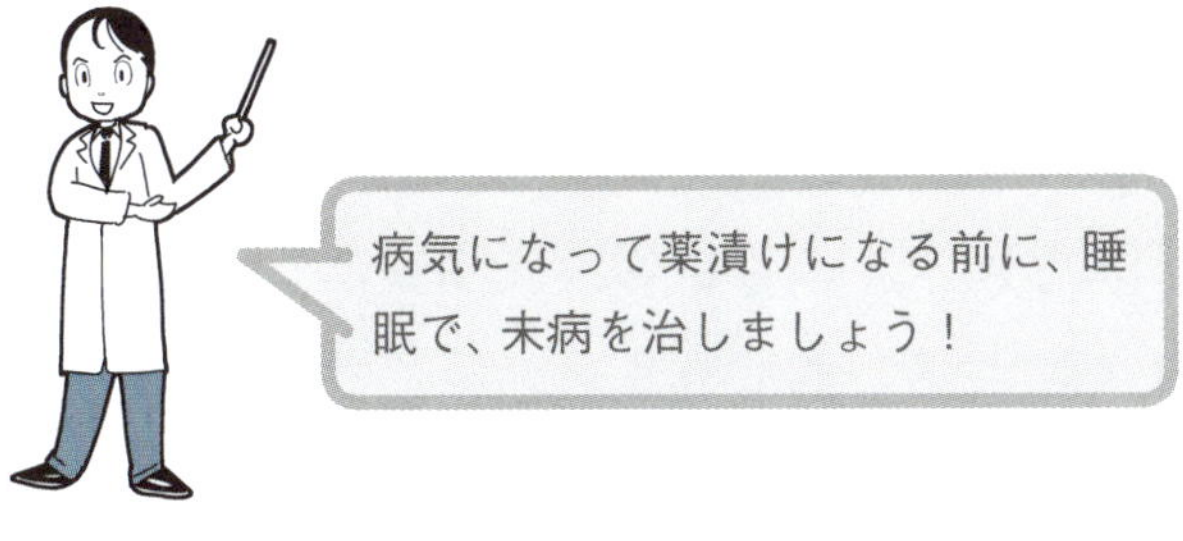
病気になって薬漬けになる前に、睡眠で、未病を治しましょう!

COLUMN

宇宙飛行士は眠れない

宇宙飛行士は、高度400キロメートルの宇宙でどんな睡眠をとっているのでしょうか。国際宇宙ステーションのクルーは、カプセルホテルより狭い個室で眠っています。さらにデッキ内の換気ファンの騒音、無重力による宇宙酔い、過密な作業予定など、睡眠環境はよくありません。

中でも一番大きな問題は光環境です。国際宇宙ステーションは90分周期で地球を1周するため、宇宙飛行士は1日に16回も朝日を浴びる特殊な光環境にさらされています。これではひどい時差ぼけ状態です。

アメリカ航空宇宙局（NASA）では、宇宙での睡眠環境の改善策として、体内リズムを戻すためのLEDライト照射をはじめ、さまざまな対策を施しています。しかし、宇宙での睡眠研究はまだ始まったばかりです。宇宙の不眠対策が成果を得たら、地上の睡眠障害にも適用できるようになるかもしれません。

第4章

「あたため目覚め」の6つのルール

たった6つのルールで快適な目覚め方が実践できる！
睡眠も変わり、健康状態も変わる！

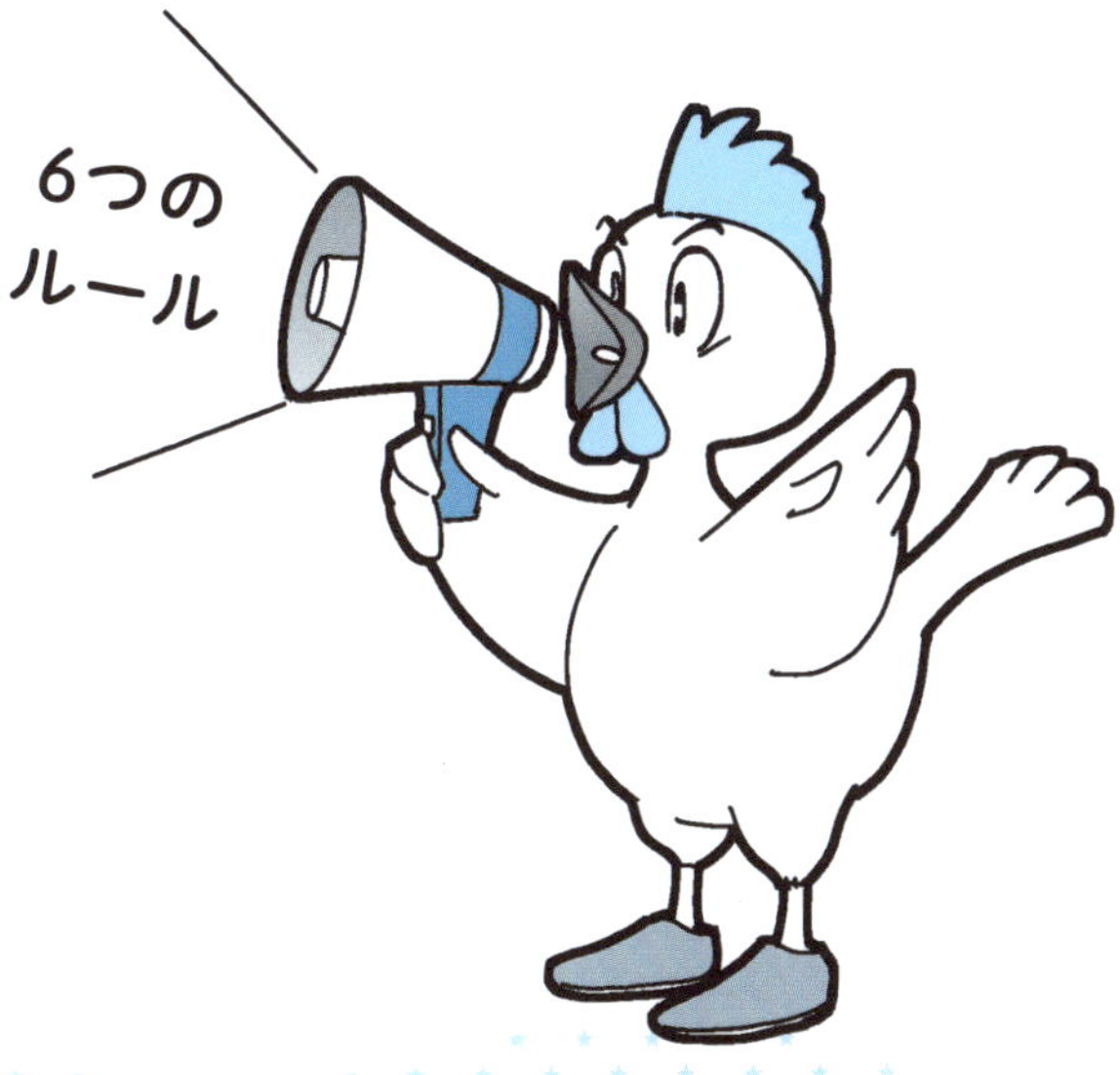

目覚めのための6つのルール

睡眠の質を変えていくためには、なかなか変えられない夜の眠り方ではなく、朝の目覚め方から変えていくのがいちばんの早道です。

気持ちよく目覚める環境を整えて、1日をアクティブに活動し、夜には自然な眠気に導かれて眠る、そんな理想の生活を実践してみませんか？

ここでは、**❶太陽（日光）❷食事 ❸運動 ❹呼吸方法 ❺温める ❻生活リズムという、睡眠に関連した6つの要素をルール化**しました。目覚めのルールは、そのまま睡眠のルールにもなります。

どれも、今日からすぐ始められることばかりです。

6つのルール通りにライフスタイルを変えて、快適な目覚めと快眠を導く最高の睡眠ライフを実現しましょう。

〜6つのルール〜

①太陽（日光）

②食事

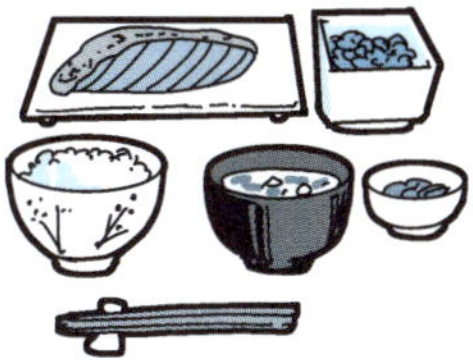

③運動

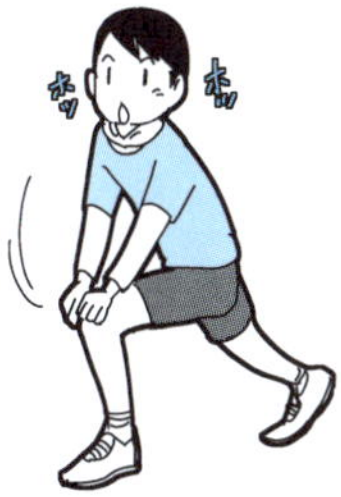

④呼吸方法

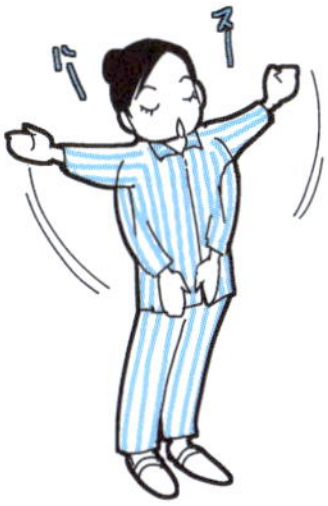

⑤温める

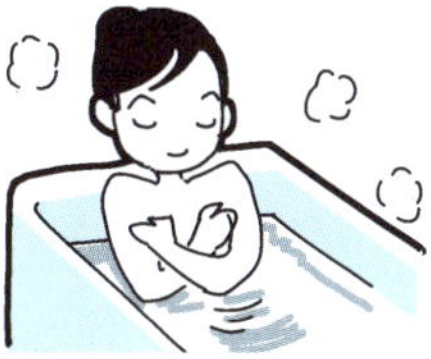

⑥生活リズム

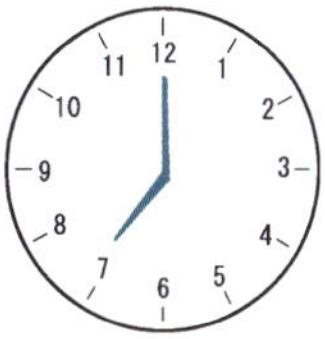

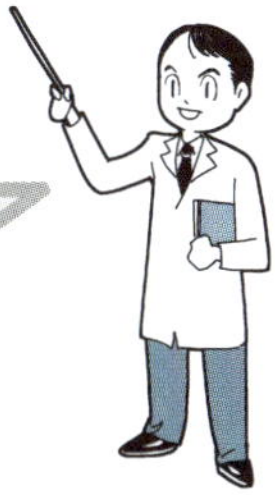

目覚めのルールはそのまま、睡眠のルールにもなります。**目覚めも睡眠も、基本は同じ６つのルール**です。

❶太陽（日光）のルール

6つのルールの中でも、**快適な目覚めを大きく決定するのは、体内時計のリズムを司る太陽**です。太陽の光（日光）は、睡眠に関連したふたつのホルモン、セロトニンとメラトニンに大きな影響を与えます。

朝、起きてすぐに日光を浴びることによって、脳の体内時計のスイッチが入り、睡眠ホルモンであるメラトニンの分泌が止まり、活動を促すセロトニンの分泌が活発になり始めます。

日中活発に行動してセロトニンをたくさん分泌すればするほど、夜、セロトニンを材料にしてメラトニンがつくられて、質の高い睡眠を得ることができます。

セロトニンもメラトニンも、双方がバランスよく分泌されてこそ、睡眠と起床というリズムがうまく回っていくのです。

いい目覚め、いい睡眠には日光が欠かせない！

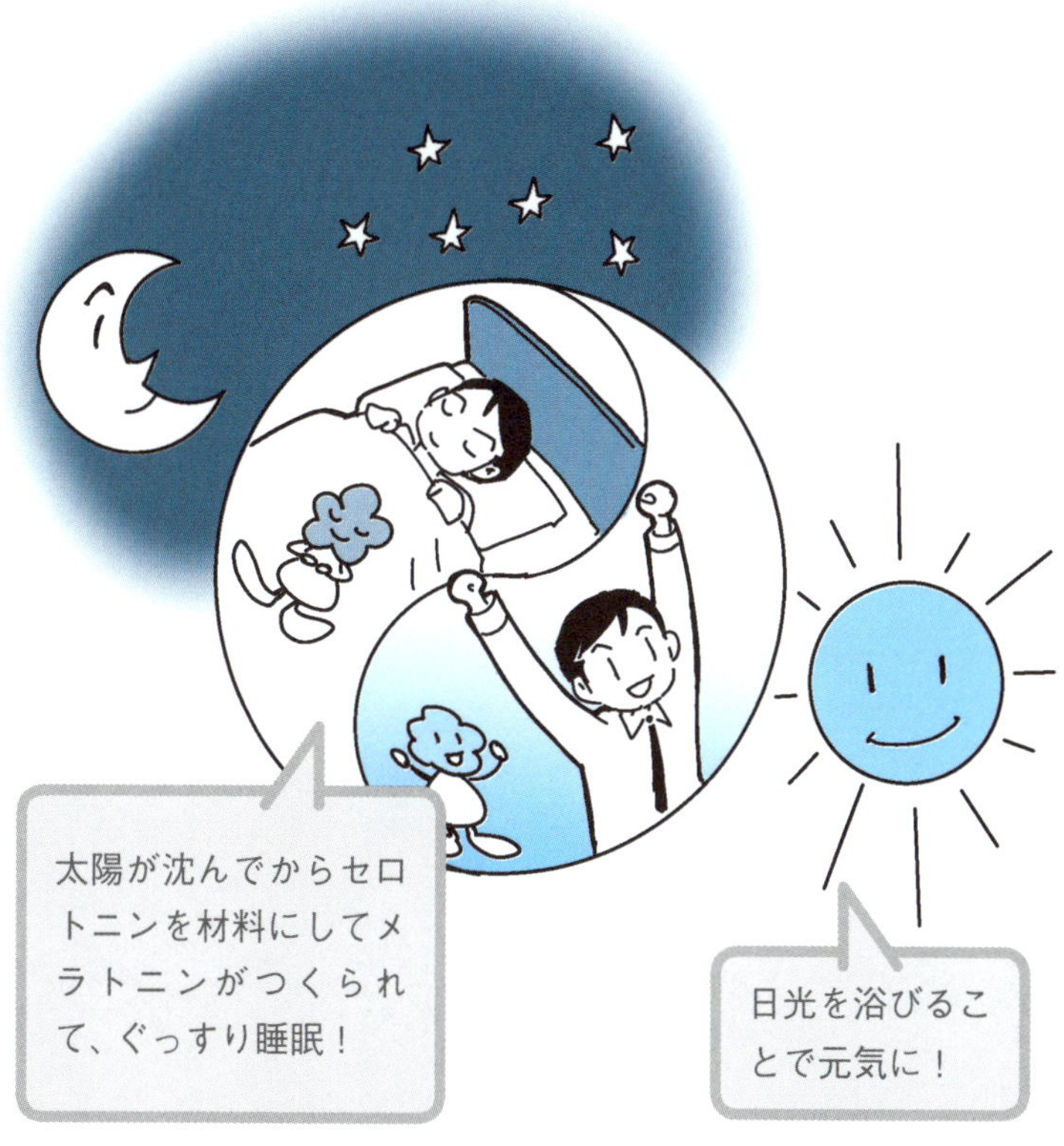
太陽が沈んでからセロトニンを材料にしてメラトニンがつくられて、ぐっすり睡眠！
日光を浴びることで元気に！

セロトニンとメラトニンの両方がバランスよく分泌されリズムがうまく回っていく

朝日を浴びて体内時計をリセット

目覚めと眠りのタイミングをコントロールしている**体内時計は、朝、目覚めた直後に日光を浴びたのをきっかけにリセットされて、1日をスタート**させます。

起きてすぐに日光によるリセットが行われないと、夜の睡眠への準備が少しずつ遅れていきます。

また、天気がいいとなんとなく嬉しくなるのは、朝の日光をキャッチした脳が、幸せホルモンと呼ばれるセロトニンを分泌しているからです。

朝になるとカーテンを開けて日光を部屋に入れる行動には、ちゃんとした理由があったのです。

ただし、**午前10時から午後5時までは、日光を浴びても体内時計はリセットされません**ので、ご注意を。

朝、カーテンを開けて部屋に日光を入れるのは体内時計のリセットのためだった

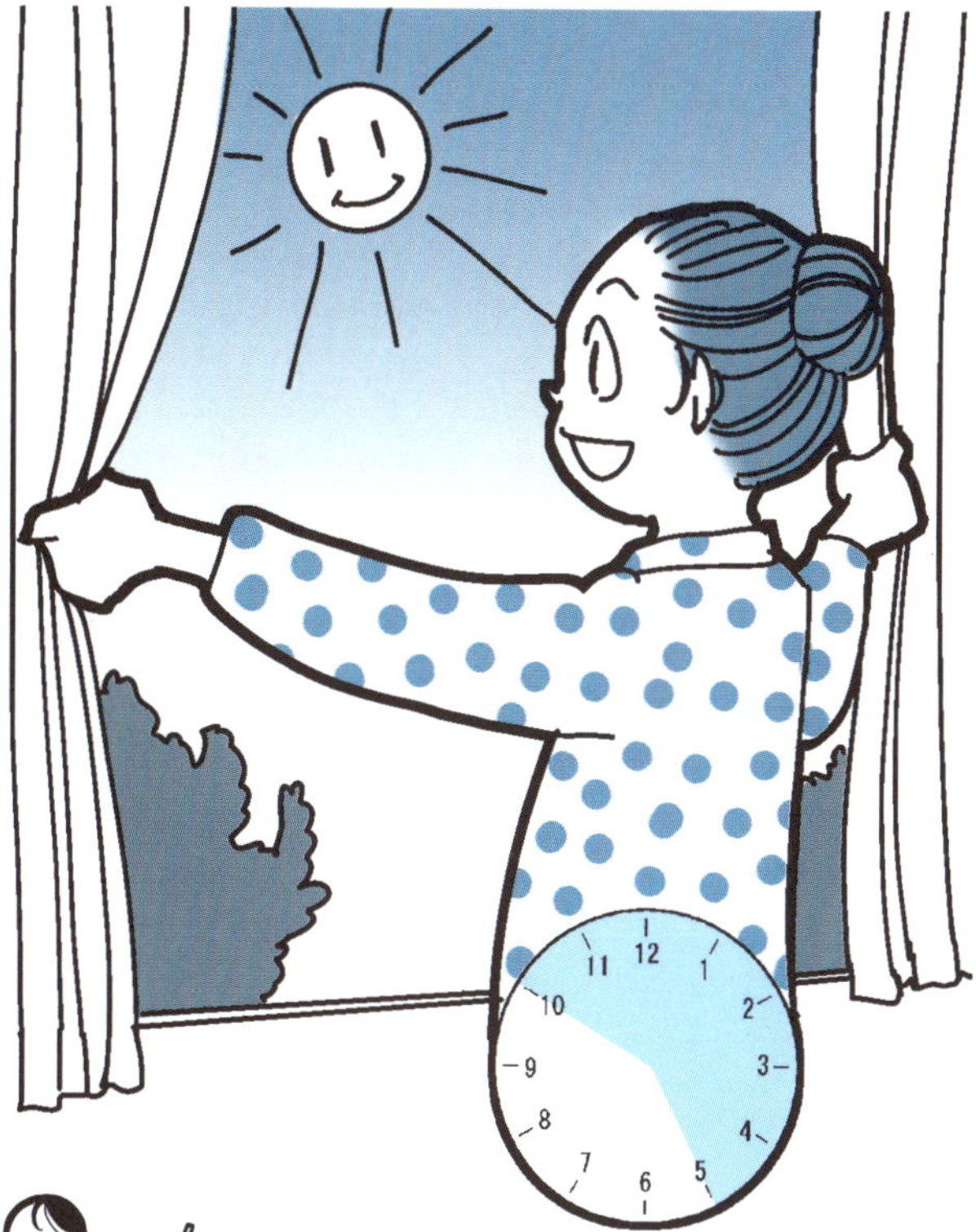
12
1
2
3
4
5
6
7
8
9
10
11

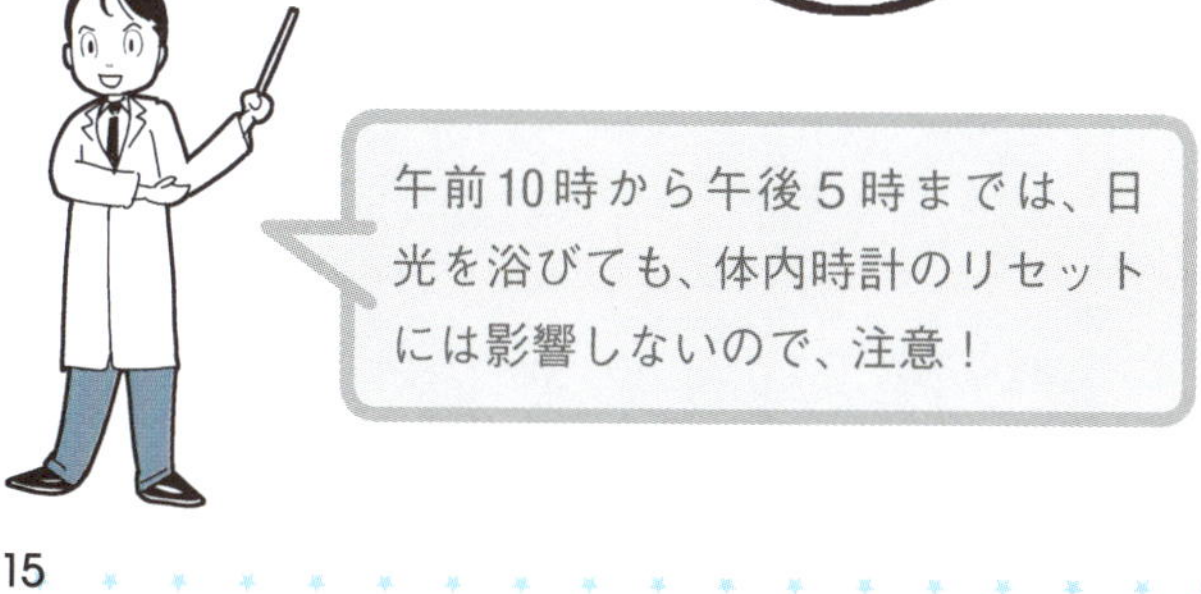
午前10時から午後５時までは、日光を浴びても、体内時計のリセットには影響しないので、注意！

1日30分の日光浴習慣

日光が効果的なのは、朝だけではありません。**目覚めてから3〜4時間以内に2500ルクス以上の光を浴びると、メラトニンの分泌が抑えられて、覚醒が強まります。**

明るい日光を浴びることで、体が日中の活動時間帯であることを認識します。そして、日中しっかりと体を動かすことで、夜にはリラックスして自然な眠気がでてくるのです。

最近は、日焼けや熱中症の心配から、とかく日光がわるいものと思われがちですが、**午前中か午後の時間帯で1日30分程度**でよいので、外で日光を浴びましょう。さらに効果をあげたいのであれば、日光浴ウオーキングをすれば、軽い運動になって体温も上昇し、夜気持ちよく眠りにつけます。

日光浴+軽い運動が、朝の目覚めと夜の快眠を誘う

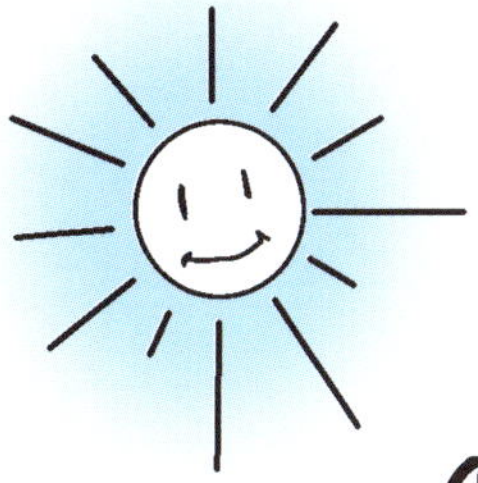

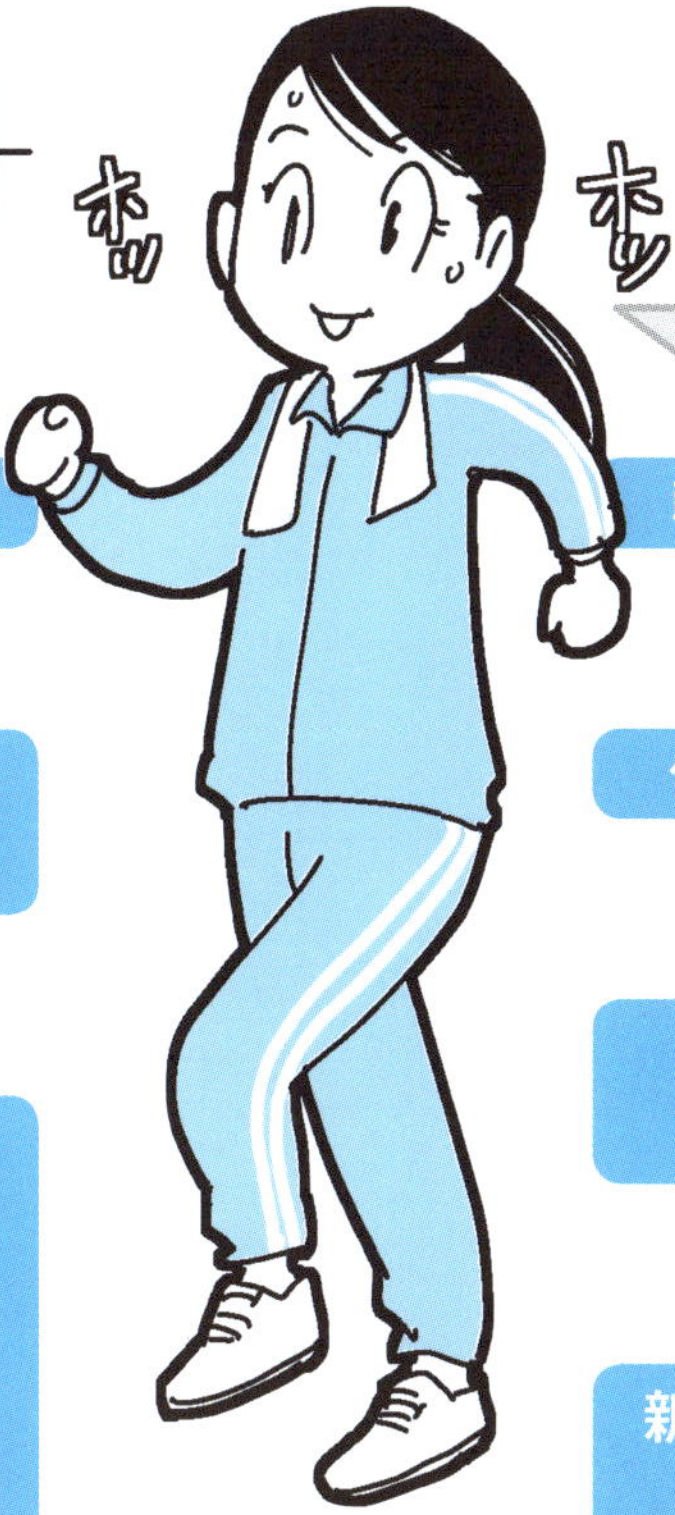
ホッ
ホッ
紫外線ケアや水分をとって、日焼けや熱中症を予防して、1日30分の日光浴習慣を！

日光	軽い運動
↓	↓
セロトニンの分泌	体温上昇
↓	↓
がん 骨粗しょう症 不眠症 うつ…などの 予防効果	血行の活性化
	↓
	新陳代謝の活発化

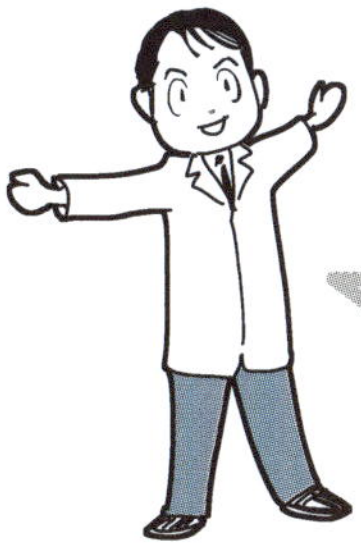
日光浴は、セロトニンの分泌、体温や血流アップ…など健康にいいことが多い！

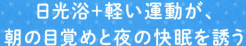

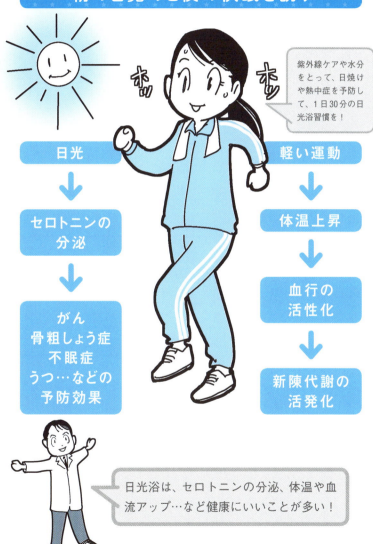

カーテンを開けて眠る

寝るときは部屋を真っ暗にすることで、睡眠中のメラトニンの分泌を高め、良質な睡眠を生み出します。ただし、遮光カーテンはおすすめしません。

なぜならば、目覚めのときには、積極的に日光を寝室に入れるようにしてほしいからです。一番いいのは、寝室のカーテンを閉め切らずに、10センチだけ開けて眠ることです。夜明けとともに、朝日が室内に差し込んできて、自然なかたちで明るくなり、目覚めを促してくれます。

徐々に部屋に差し込む朝日は、自然とセロトニンの分泌を促し、時計のアラーム音で起こされるよりも、段階的に自然な目覚めを誘い、不快感なく目覚めることができるはずです。ベッドから起きあがったら、カーテンを開いて日光を全身に浴びてください。

日光を寝室に入れる

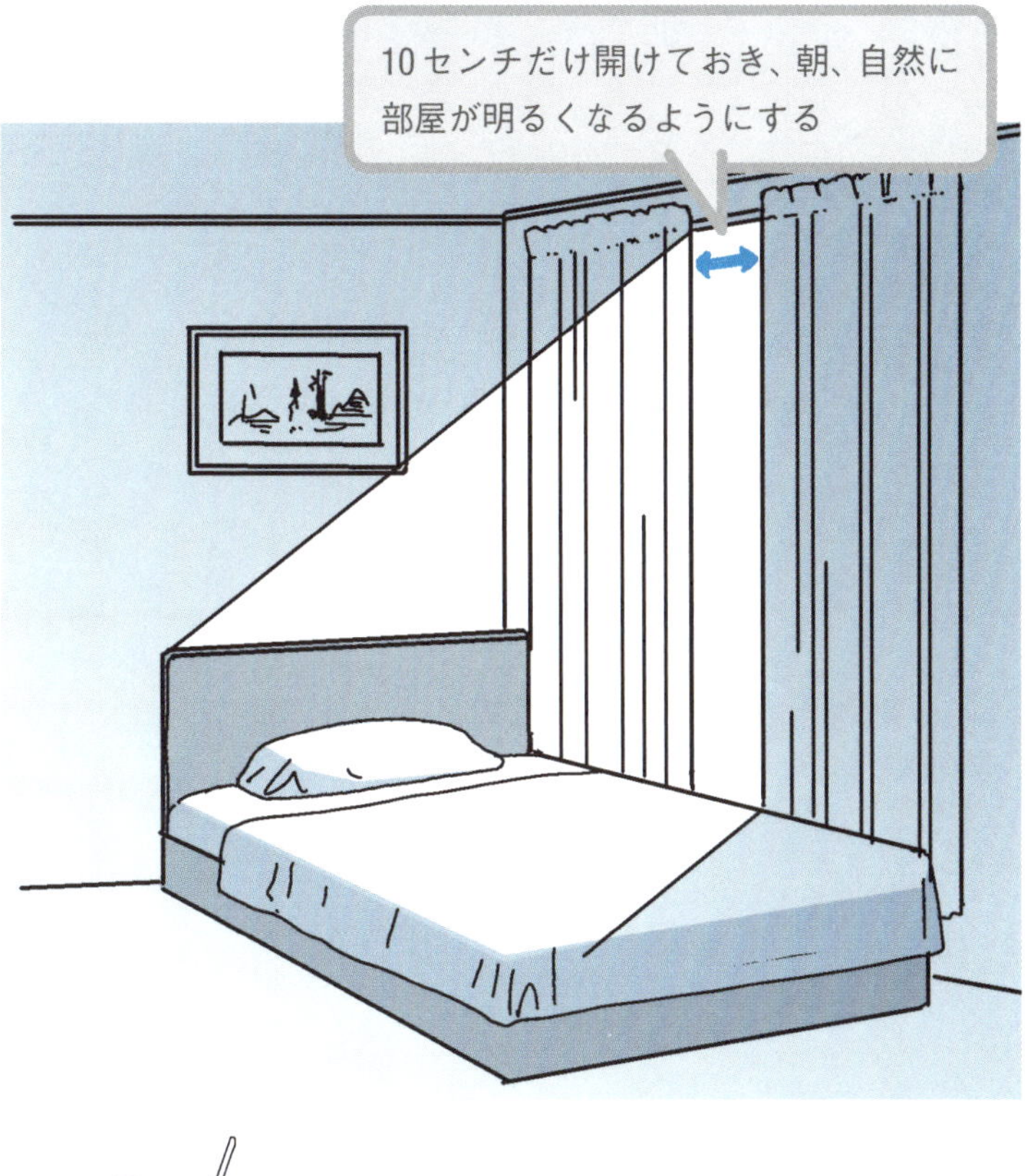
10センチだけ開けておき、朝、自然に
部屋が明るくなるようにする

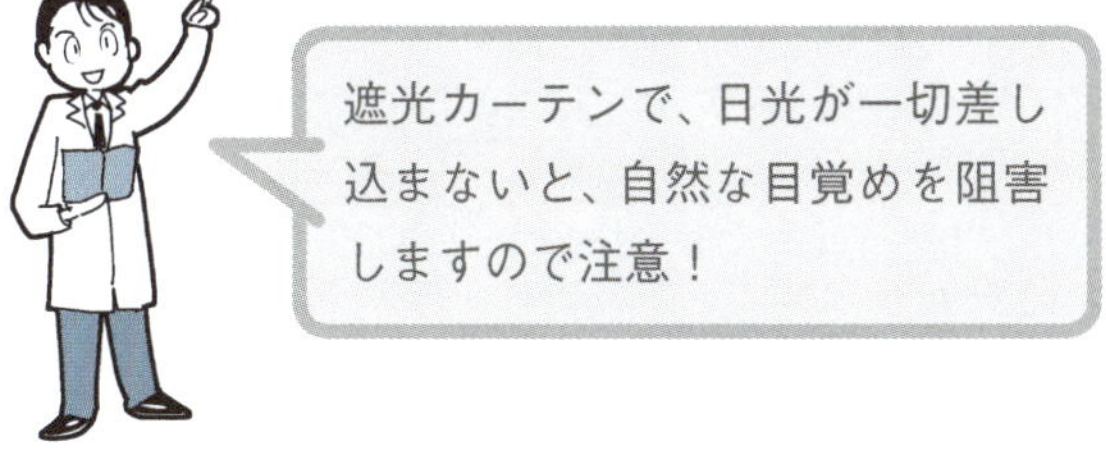
遮光カーテンで、日光が一切差し
込まないと、自然な目覚めを阻害
しますので注意！

就寝前は暖色系の照明で過ごす

最近は、朝の目覚まし時間を、スマホにセットしている人が多いようです。そして、枕元にスマホやタブレットを置いている人は、寝る直前までスマホでSNSチェックや動画を見ているようです。また、寝る直前ぎりぎりまでテレビを見たり、パソコンで深夜も作業していたりする人もいます。スマホ、パソコン、テレビの強い光やブルーライトは、交感神経を刺激して、覚醒を促します。また、蛍光灯のような明るい光も刺激となります。寝る前は暖色系の照明で過ごしましょう。

最低でも、眠る1～2時間前は、スマホやテレビを見ないようにしましょう。明るい画面は、寝つきをわるくして、翌朝の目覚めを妨げます。

理想の目覚めをつくる環境づくりとして、スマホやタブレットは枕元に置かず、寝室にテレビやパソコンを置かないようにすることがおすすめです。

寝室からデジタルデバイスを追放しましょう

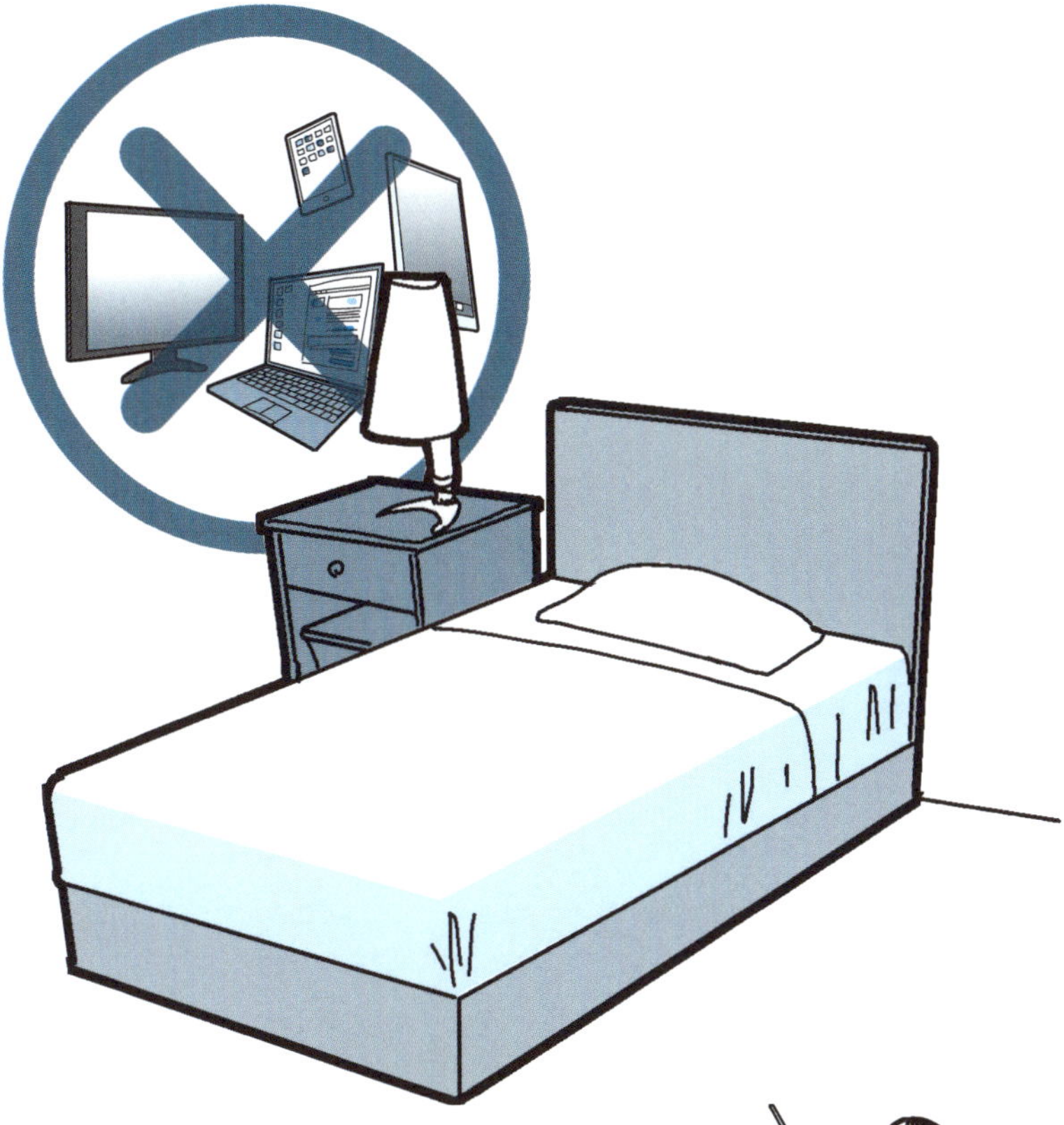

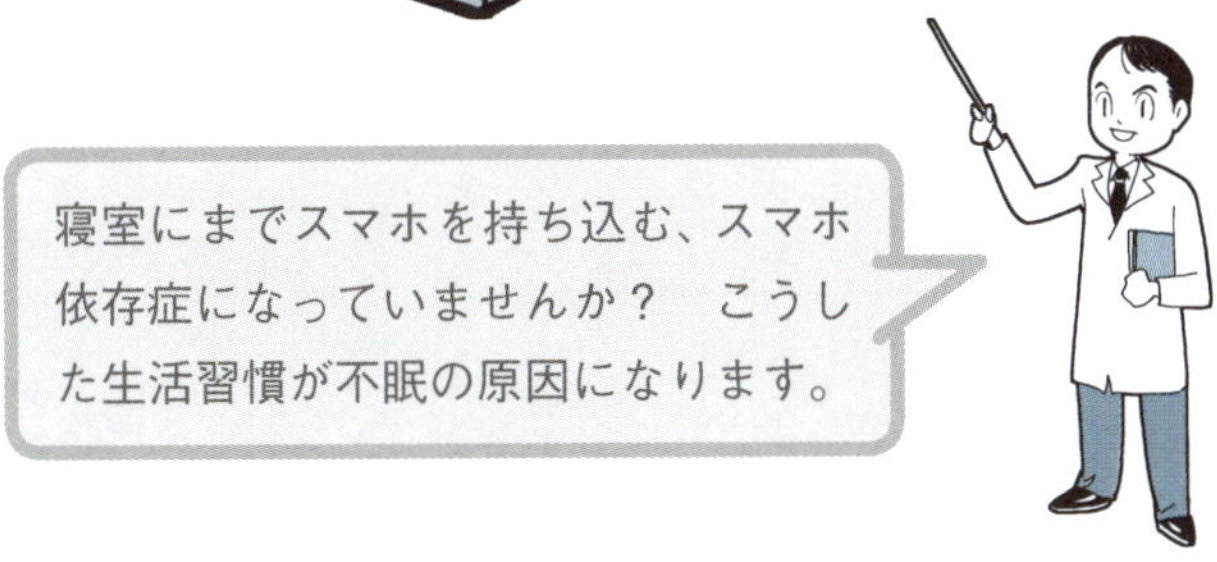
寝室にまでスマホを持ち込む、スマホ依存症になっていませんか？　こうした生活習慣が不眠の原因になります。

❷食事のルール

食事は、体内時計のリズムをつくるために欠かせないものです。

ある研究では、睡眠と覚醒のリズムが不規則な人は、朝食をとっていない、朝食の量が少ない、昼食や夕食の量が多い傾向にあるという報告があります。

規則正しく1日3回、栄養バランスのいい食事をとることはもちろん、決まった時間にきちんと食事をとることで、生活のリズムが整います。

快眠面で考えると、朝食、昼食、夕食の順番にボリュームを少なくし、**夕食は、少なくとも午後8時まで、寝る4時間前には済ませておきたい**ものです。

それが無理であれば、夕食にはなるべく消化のよいものをとって、睡眠中の消化器官の負担を軽減しましょう。寝ている間に、胃腸が食べものを消化すると、深い眠りに入ることができず、翌日の目覚めもよくありません。

1日3食、規則正しくとることで体内リズムが整う！

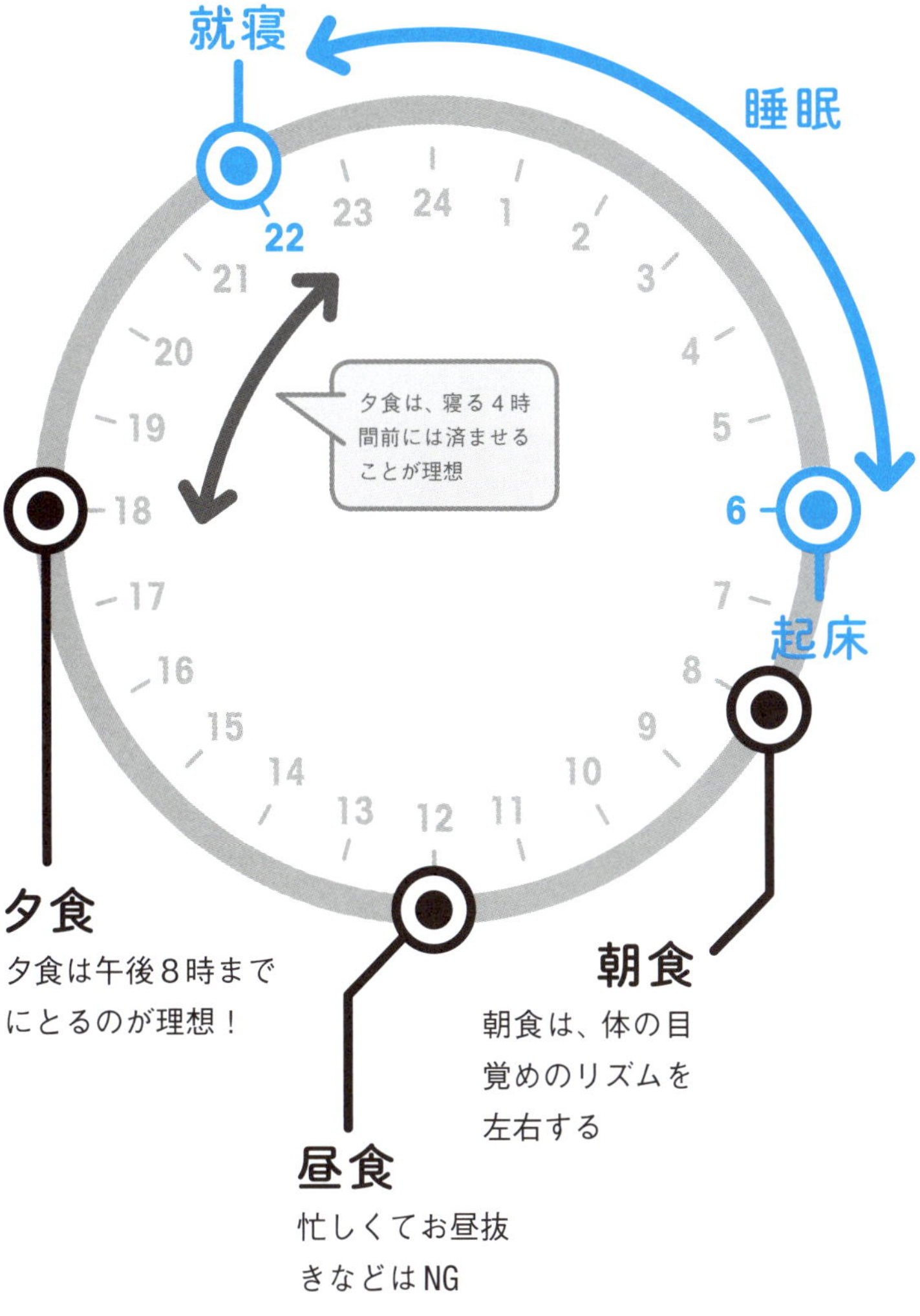

朝の食事は「金メダル」

生活リズムを整える1日3回の食事の中でも、朝食は、「金、銀、銅のメダル」でいえば、「金メダル」の価値があります。

朝、日光を浴びて、脳を覚醒させたあと、固形物の食品をよく噛むことで、脳から信号が送られて、消化器官などの体の器官が目覚めて活動を始めます。朝食は、さらなる覚醒の信号なのです。

また、**睡眠物質メラトニンの原料となるトリプトファンを多く含む食品（肉、魚、大豆系食品…など）は、夜ではなくて、朝食べる**のがおすすめです。朝食べると、体内で時間をかけて消化して、夜に必要なメラトニンに変わります。

朝食に納豆や魚を食べる和食の献立は、目覚めの点でも快眠の点でも、理にかなったものだったのです。

夜の快眠を導くのは朝食でとるトリプトファン！

和食メニュー

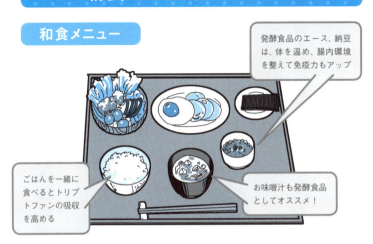

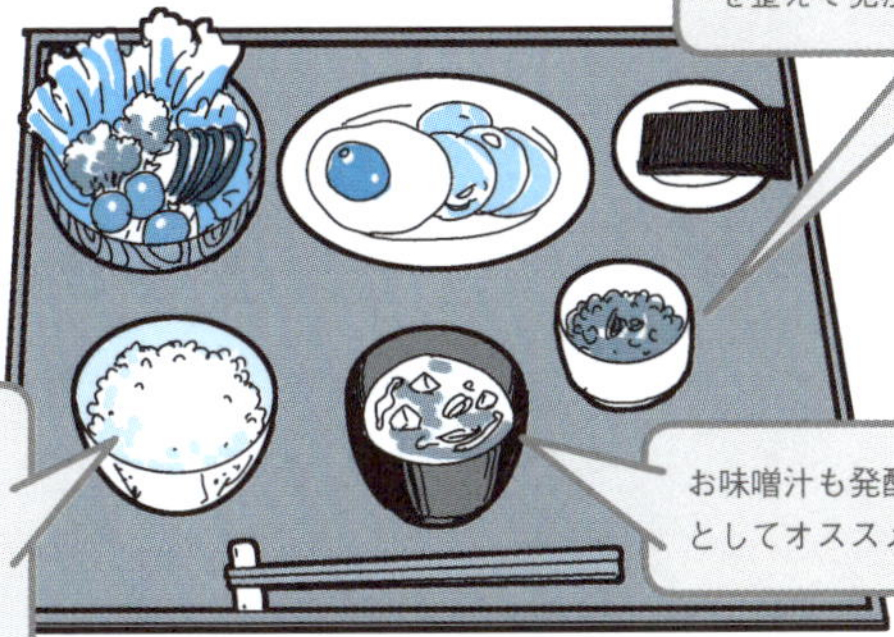
発酵食品のエース、納豆は、体を温め、腸内環境を整えて免疫力もアップ
ごはんを一緒に食べるとトリプトファンの吸収を高める
お味噌汁も発酵食品としてオススメ！

忙しい朝には、栄養バランスを考えたクイックメニュー

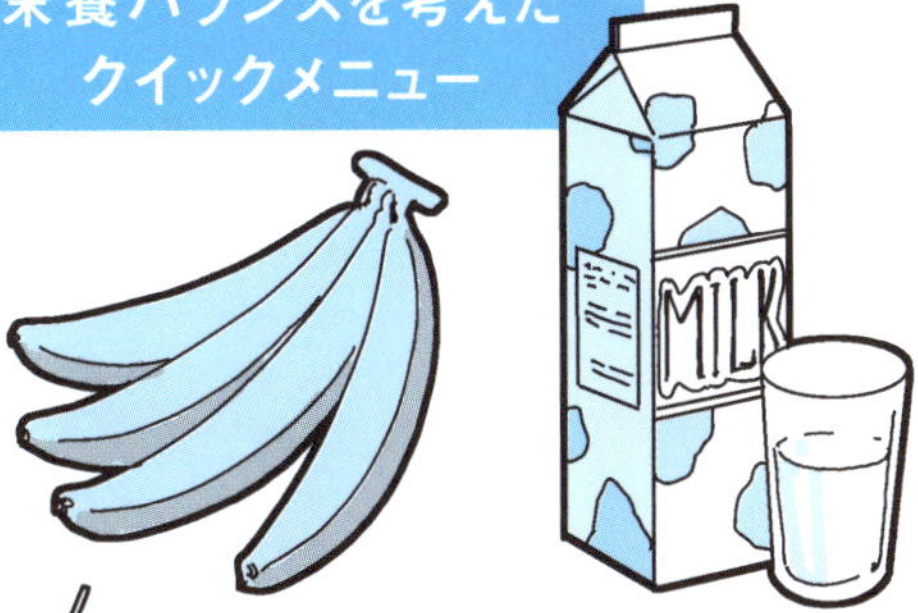
MILK

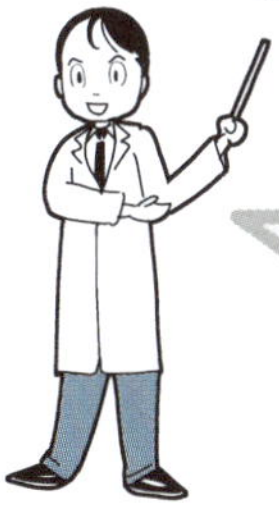
総合栄養食のバナナと牛乳の組み合わせもOK！　バナナの糖質がトリプトファンの吸収を高めます。

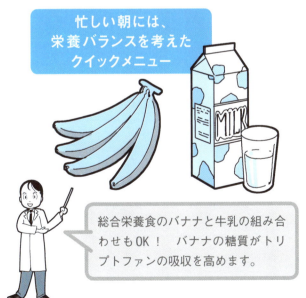

快適な目覚めと睡眠によい食べもの

睡眠によい成分は、セロトニンやメラトニンをつくるトリプトファン、体内時計に作用して睡眠のリズムを調整するといわれているグリシン、興奮を抑えてリラックス効果があるギャバ（ガンマ・アミノ酪酸）などです。朝食でトリプトファンをとると、寝つきがよく、目覚めもいいという実験結果もあります。これらの栄養成分を含んだ食品を積極的にとって、快適な目覚めと睡眠をめざします。

栄養成分をサプリメントで補う人もいますが、これはいけません。

人の体は本来怠け者にできていて、サプリメントで栄養をとるようになると、食品から栄養成分を吸収することをやめて退化していきます。**サプリメントや薬に頼ることなく、きちんと栄養のある食品を嚙んで食べて消化しましょう。**固形物を嚙むことも、体内の生活リズムを整える効果があります。

快眠におすすめの食材

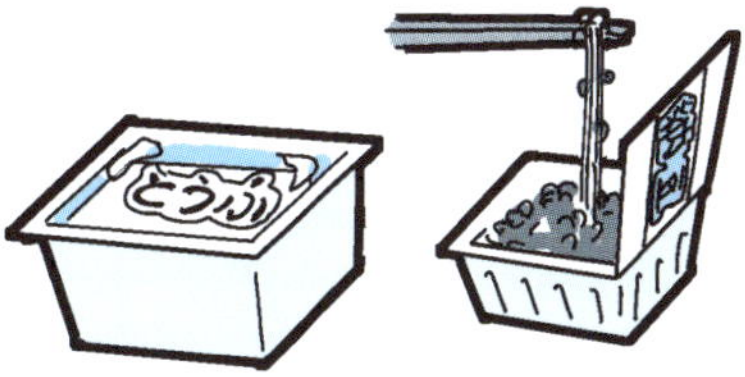

トリプトファン

夜ぐっすり眠れるセロトニンやメラトニンをつくる。

大豆系食品、肉、魚、バナナ…など

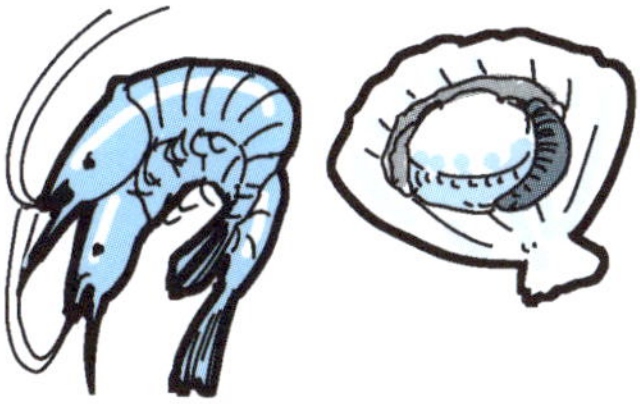

グリシン

体内時計に作用して睡眠のリズムを調整する。

エビ、ホタテ、イカ、カニ…など

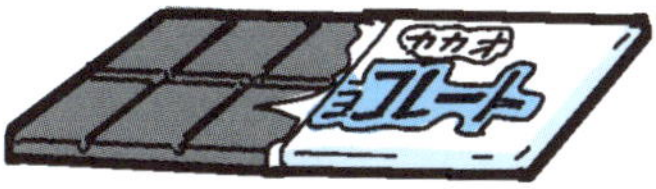

ギャバ（ガンマ-アミノ酪酸）

興奮を抑えてリラックスさせる効果がある。

小魚、発芽玄米、チョコレート…など

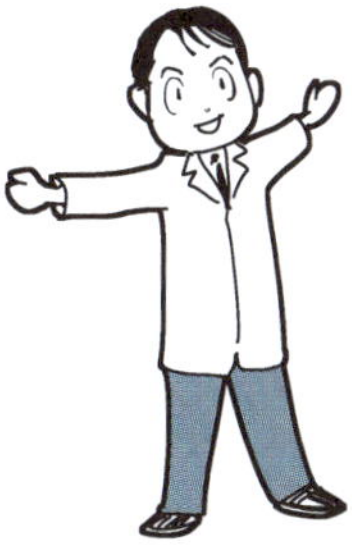

肉や揚げものは、消化に時間がかかるので、夜寝る前は避けましょう。

夕食は午後8時以降とらない

快眠のためにも、夕食は少なくとも午後8時まで、寝る4時間前には済ませておきたいものです。

食後は、胃や腸が活発に活動して、食べたものを消化しているので、なかなか寝つくことができません。胃に食べものが残っている状態で眠ると、睡眠中の胃の中で未消化の食べものが残り、翌朝の胸焼けの原因にもなります。さらに朝食を抜くなどの悪影響で、せっかくの生活リズムを崩してしまいます。

寝る4時間前までに夕食をとるのが**無理であれば、なるべく消化がよく、脂肪分の少ない食事をとって、消化器官の負担を軽減**しましょう。

不規則な夕食時間と、睡眠中の胃腸に負担のかかる食べものは、安眠の妨げになると考えて、遠慮したいものです。

不規則な食生活は質の悪い睡眠を生む

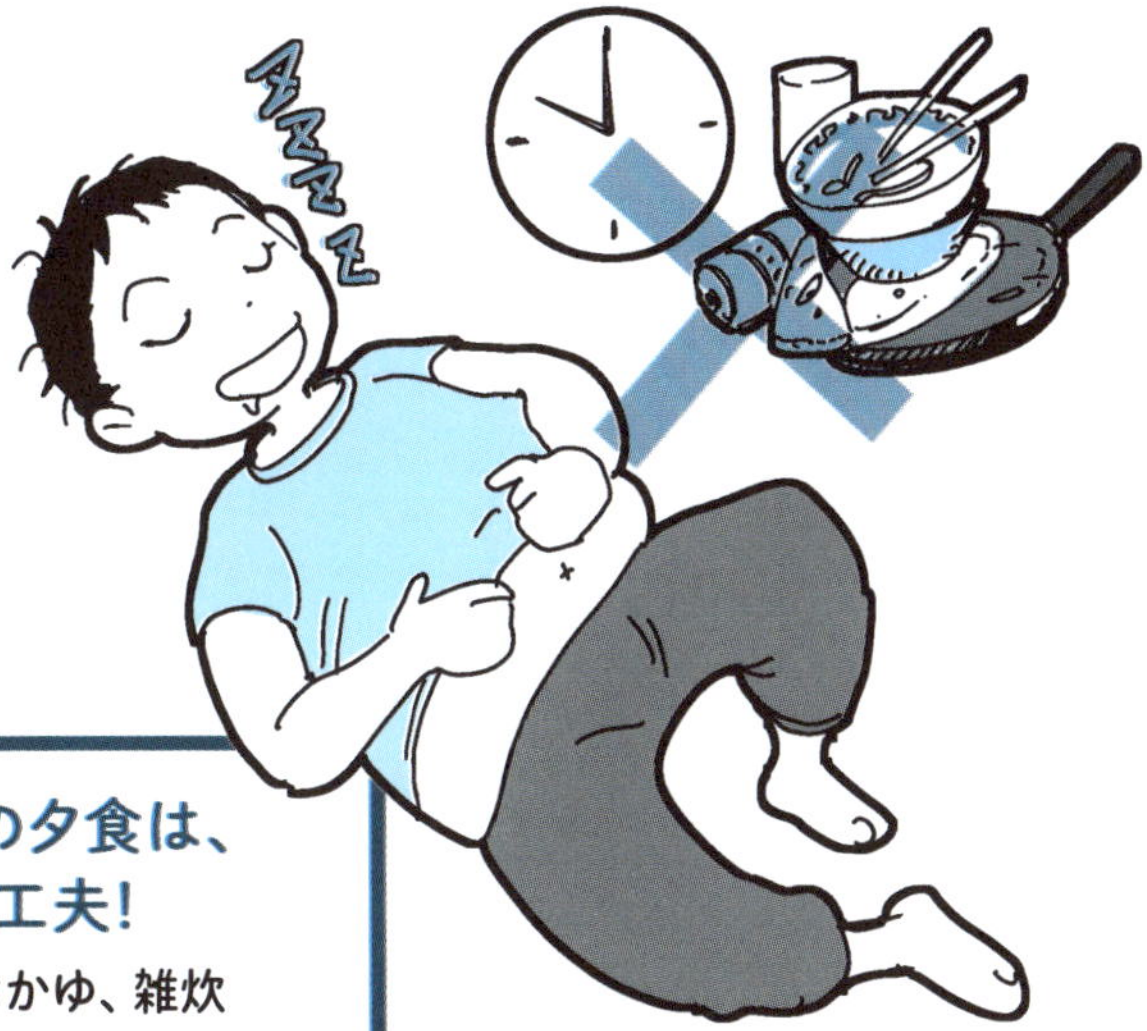

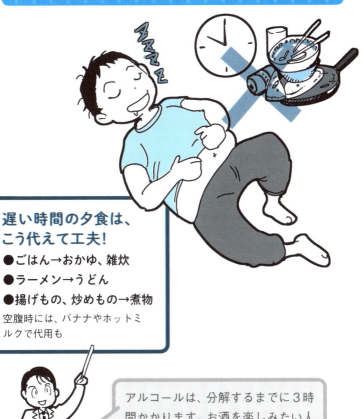

遅い時間の夕食は、こう代えて工夫!

- **ごはん→おかゆ、雑炊**
- **ラーメン→うどん**
- **揚げもの、炒めもの→煮物**

空腹時には、バナナやホットミルクで代用も

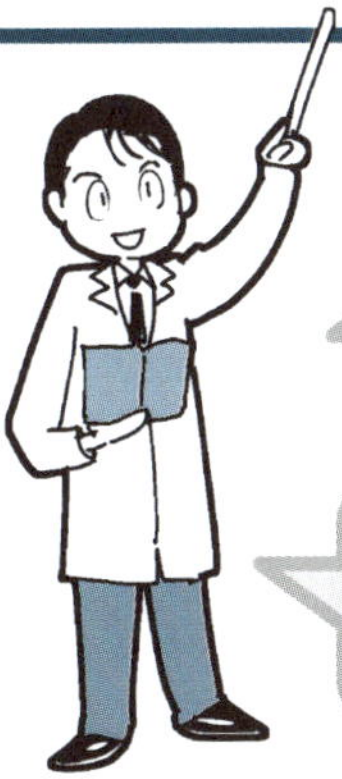

アルコールは、分解するまでに3時間かかります。お酒を楽しみたい人は、寝る3時間前までに!

寝る前に水を飲みすぎるのも、夜中に目を覚ます原因になるので注意しましょう!

足るを知る（おかわり禁止）

睡眠不足で、夜食に高カロリーのラーメンを食べたり、お酒をたくさん飲んだりする人は、血管に異常が生じている可能性が高いといわれています。

5千人の血管の研究で、**約9割の人が糖質過多によって毛細血管の炎症が生じている**ことがわかっています。

ごはん、いも、アルコール、菓子、ジュースなどにふくまれる糖質（炭水化物）は、生きていく上で必要な三大栄養素のひとつです。しかし、現代人の多くは、糖質をとりすぎています。

糖質過多になると、血糖値の上昇を抑えるために、肥満ホルモンであるインスリンが分泌されて、糖質を中性脂肪に変えてしまい、肥満や糖尿病のリスクが高まります。**なにごとも、「足るを知る」ことが大切**です。

快適な目覚めのための食習慣

- □ ごはんは、腹六分目が理想、おかわりをしない
- □ 糖質（ごはん、パン、アルコール、いも）を極力減らす
- □ 朝食、昼食、夕食の順番でボリュームを少なくする
- □ 間食（スイーツ、ジュースなど）をしない
- □ 夜食（ラーメン、天丼など）を食べない
- □ 食べてすぐに寝ない

揚げものやステーキは、消化するのに4時間以上！　消化に時間がかかる食べものは、快眠の妨げになります。

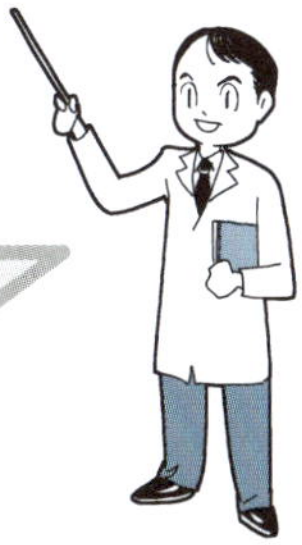

❸運動のルール

快眠の点で考えると、朝夕にある程度の負荷のある有酸素運動を定期的に行うよりも、**夕方に負荷の少ない軽い運動や、夜寝る前にストレッチをする方が有効**です。

健康やストレス発散のためとはいえ、夜遅い時間に激しい運動をすると、交感神経が刺激されて、寝つけなくなります。過度に負荷のかかる運動は、心臓に負担をかけ、血流が悪くなることもあります。

何事もやりすぎはよくありません。

快眠のためには、うっすらと汗をかき、少々息がはずむ程度の軽い運動を適切な時間に行いましょう。

左のページで紹介している、**寝たままでできて、体を温める「あたため運動」もおすすめ**です。

寝たままできる
軽い「あたため運動」3種類

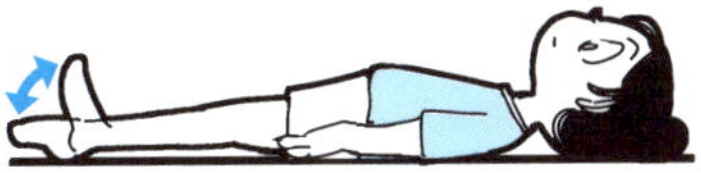

つま先振り

両足を揃えて、つま先を上下に振る

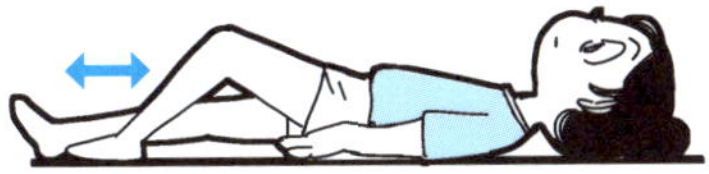

足の曲げ伸ばし

ゆっくりと、ひざを曲げて、また伸ばす

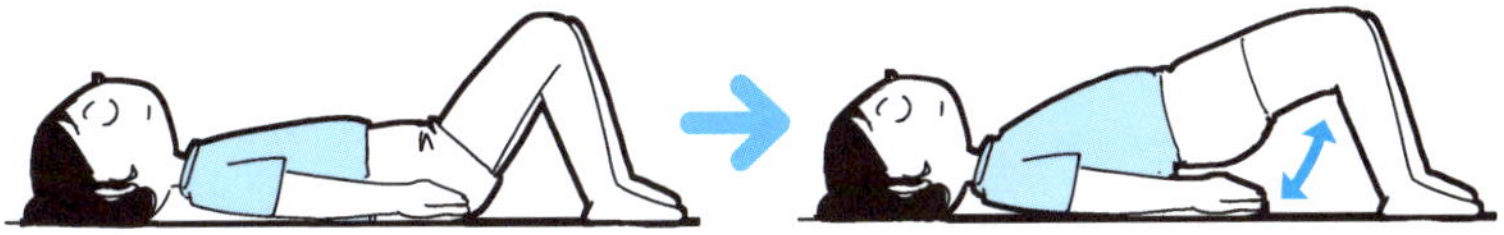

腰上げ運動

ひざを立てたまま、お尻だけ上にあげて、腰を浮かす

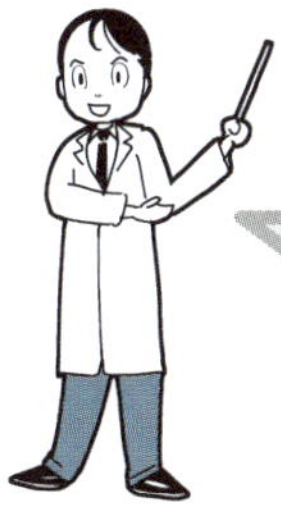

1セット10回×5回程度
無理せず、体を温める程度の気持ちで気軽に行いましょう。

定期的な軽い運動が効果的

日中活発に活動することで、セロトニンの分泌量が高まり、夜の睡眠が深くなります。また、適度な疲れは眠気をさそい、寝つきをよくします。

健康のために、朝、ジョギングをする人が多いかもしれません。しかし、朝は自律神経が不安定な状態です。特に冬場は、心筋梗塞や脳梗塞のリスクが高まります。

早朝に負荷の高い運動は控えて、夕方に無理のない運動をするのがおすすめです。**午後4時から午後8時までは、体温がいちばん高くなるピークの時間帯**です。運動をするなら、この時間帯にすると放熱しやすく、血行がよくなり、成長ホルモンの分泌が促され、夜には自然な眠気が引き起こされます。体温のリズムにあわせて、定期的に運動する習慣をつけましょう。

朝の軽い運動、夕方の無理のない運動

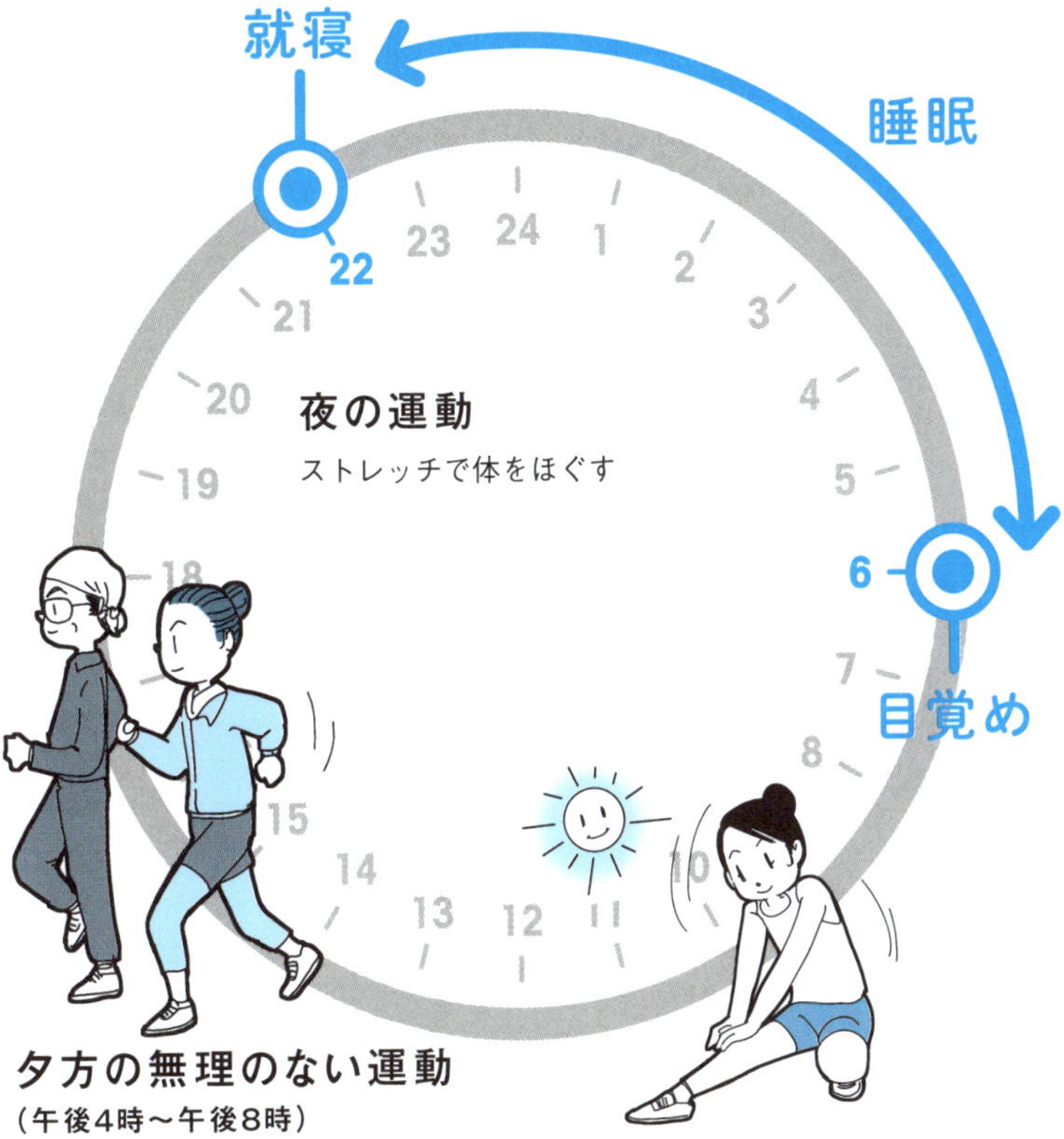

就寝
睡眠
目覚め
22
6
23
24
1
2
3
4
5
7
8
10
11
12
13
14
15
18
19
20
21
夜の運動
ストレッチで体をほぐす

夕方の無理のない運動
（午後4時～午後8時）

ウオーキング、ジョギング…など
体力に自信のない人は、スクワットやかかとのあげさげでもOK

朝の軽い運動

ラジオ体操、ストレッチ…など

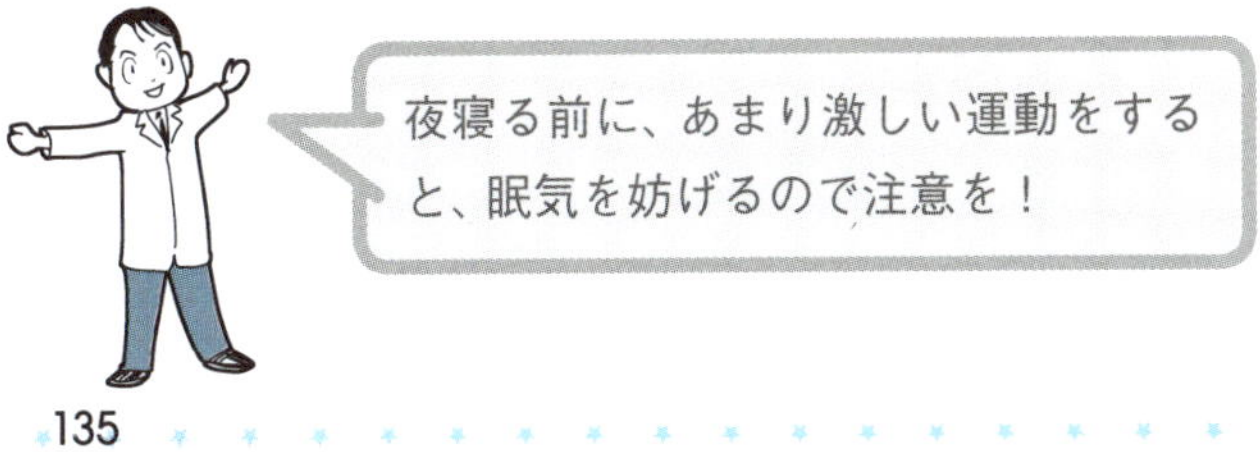

夜寝る前に、あまり激しい運動をすると、眠気を妨げるので注意を！

笑って血流促進

毛細血管の血流をよくすると、体が温まり、体の内部の温度もあがり、新陳代謝がよくなります。

運動以外で、**血流をよくするのは、なんと笑うこと**なのです。

好きなものに囲まれていたり、楽しいことがあったりして、笑っていると、毛細血管の血流がよくなって、楽しいと感じる幸せホルモン、ベータエンドルフィンやセロトニンが脳からたくさん分泌されます。

笑顔は、良薬。毎日笑顔で過ごすことが、健康にもいいし、睡眠にもいいということですね。毎日、そんなに笑ってることがないという人は、口角を少しあげてみてはいかがでしょう？　つくり笑顔でも血流に変化が現れるという研究結果があります。気軽に試せる、笑顔の快眠方法です。

つくり笑顔でも、脳はセロトニンを分泌する

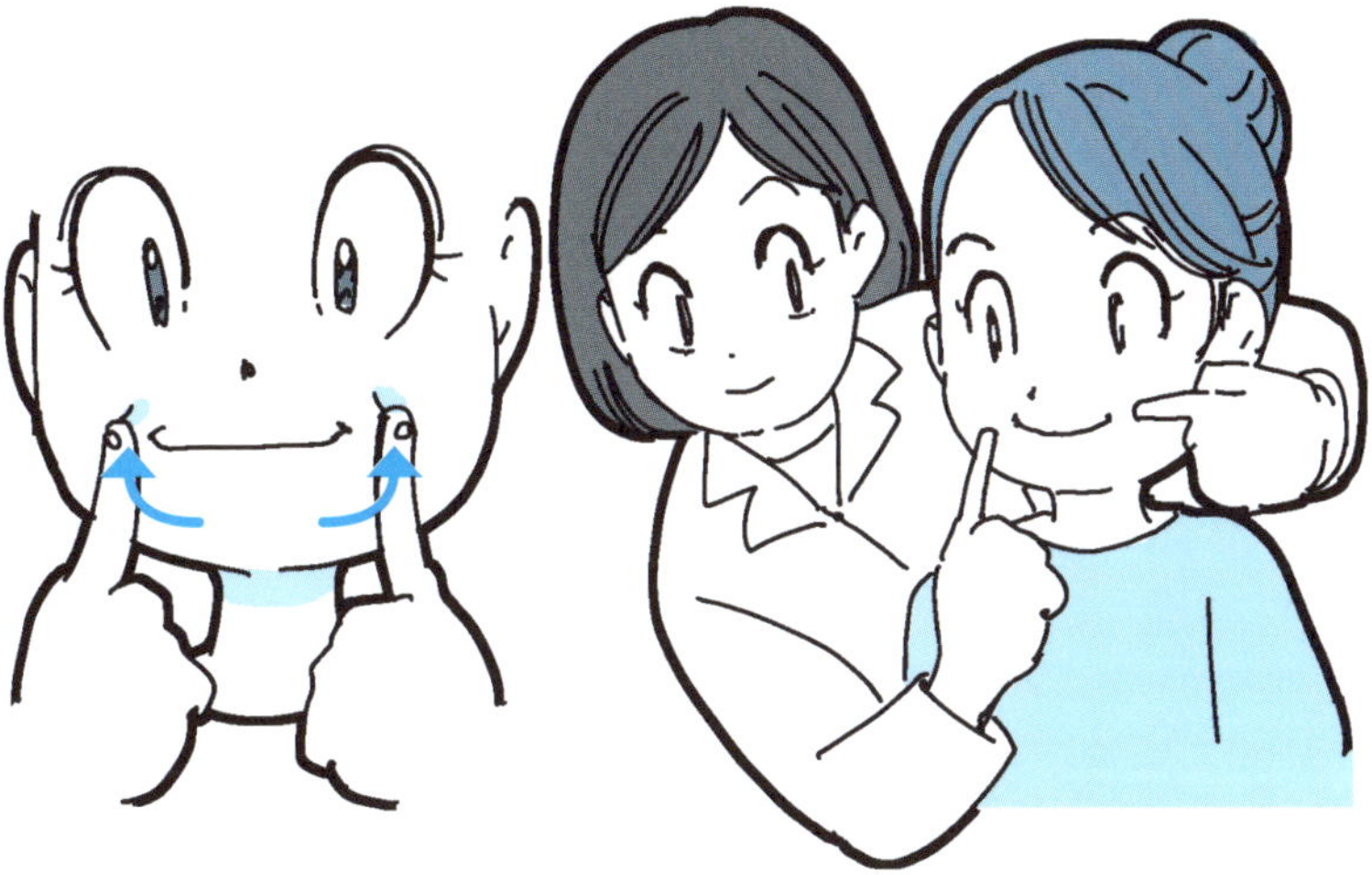

口角を少し きゅっとあげるだけ

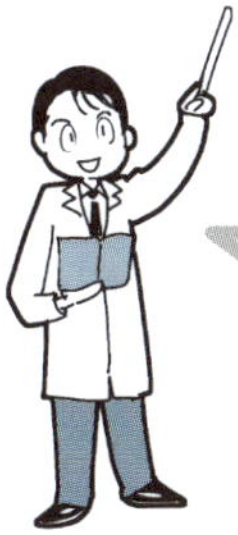

口角をあげると、表情筋が笑ったときと同じように働くので、脳から楽しいというホルモンがでます。

❹ 呼吸方法のルール

呼吸には、胸式呼吸と腹式呼吸があります。ふだん無意識に行っているのは、胸郭を開いて肺に空気を送り込む**胸式呼吸**です。すばやく呼吸できて、交感神経が刺激されるので、朝の目覚めにぴったりです。

腹式呼吸は、息を吐くときに、腹筋の力で腹圧を高めて横隔膜をあげ、息を吸うときに、横隔膜がさがって胸腔が広がるため、大きな深い呼吸ができます。おへその下にある丹田というツボを意識しながら腹式呼吸を行うので、丹田呼吸法とも呼ばれます。腹式呼吸は、全身に新鮮な酸素がいきわたり、副交感神経を優位にして、自律神経のバランスが整って、ゆるやかな眠気を誘います。

朝目覚めたとき、夜寝るまえ、軽い運動をするとき、**意識して呼吸方法を使いわけるように**心がけてみてください。

胸式呼吸と腹式（丹田）呼吸

朝の目覚め

胸式呼吸

肩や肋骨のまわりを動かして、胸をふくらませながら口から息を吸って吐く

吸う

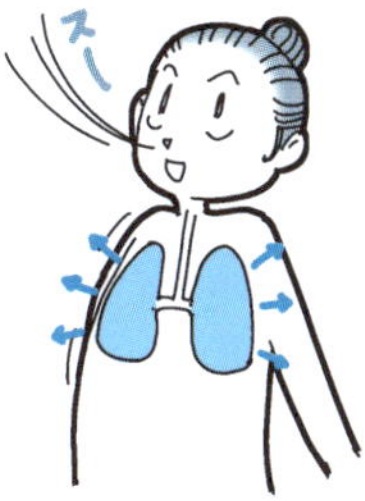

胸がふくらむ

吐く

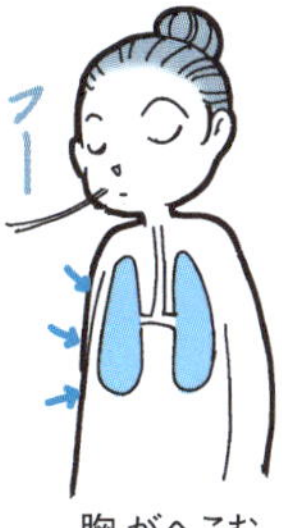

胸がへこむ

夜寝る前

腹式（丹田）呼吸

丹田（へその下）を意識して、鼻から息をゆっくり吸い込み、鼻からゆっくりと吐き出す

吸う

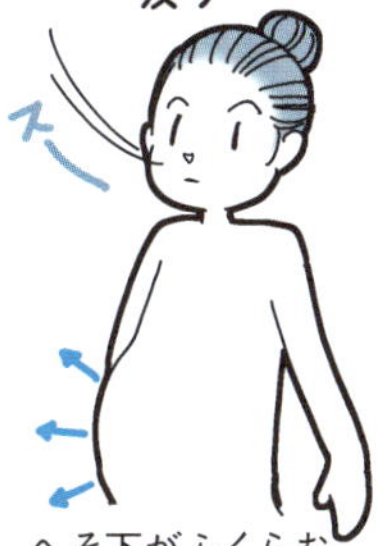

へそ下がふくらむ

吐く

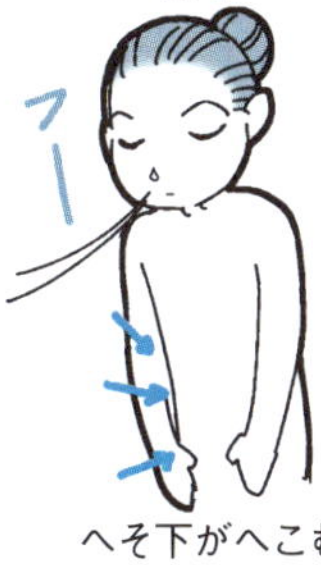

へそ下がへこむ

腹式呼吸は、おへそのすぐ下にある丹田を意識して呼吸しましょう。

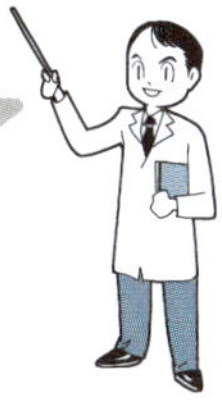

❺温めるルール

体を温めると、免疫力も基礎代謝能力もあがり、睡眠の質もよくなります。**睡眠中に体を温める「あたため睡眠」にあわせて、目覚めてから日中活動しているあいだも、体を温める「あたため目覚め」**を意識してみてください。

基礎体温があがれば、血流も整って、健康になり、快眠を導きやすくなります。

まず、ふだんから体を温める習慣を実践しましょう。それによって、左のページの図のようにさまざまなプラスの効果がでてきます。

常温の水や白湯でゆっくりと体内を目覚めさせ、バランスのいい朝食を規則正しくとることで、体内時計が整って、体が温まってきます。

他の5つのルール、太陽（日光）、食事、運動、呼吸、生活リズムのすべてが、体を温めることに密接に関わってきます。

「あたため」は生活のすべてに密接に関わる

快眠

生活の質
向上

免疫力
アップ

アンチ
エイジング

健康寿命を
伸ばす

認知症
予防

ダイエット

生活習慣病
予防

「あたため睡眠」
「あたため目覚め」

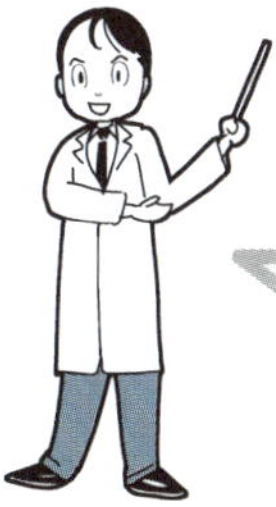

「あたため睡眠」と「あたため目覚め」が、
中心になって、さまざまな効果を生みます。

目覚めを誘う朝シャワー

朝すっきり目覚めるためには、シャワーがおすすめです。**シャワーの湯温は、40～42度の熱めの温度に設定**します。湯温とシャワーの水圧が肌を刺激して、交感神経の緊張を促して、心身ともに目覚めさせる効果があります。交感神経が働くと、心臓や筋肉の働きを高め、体を活動的にします。朝の活動前にはぴったりです。

シャワー中には体が温まるように、**足元から全身、最後に背中や腰に集中的に熱いシャワー**をあてましょう。

逆に、夜にシャワーを浴びるのはおすすめできません。交感神経が刺激されてしまい、眠気がなくなってしまうからです。夜は、１４４ページで紹介している入浴方法を実践して、寝つきをよくしましょう。

朝、心身ともに目覚めさせるのは熱めのシャワー

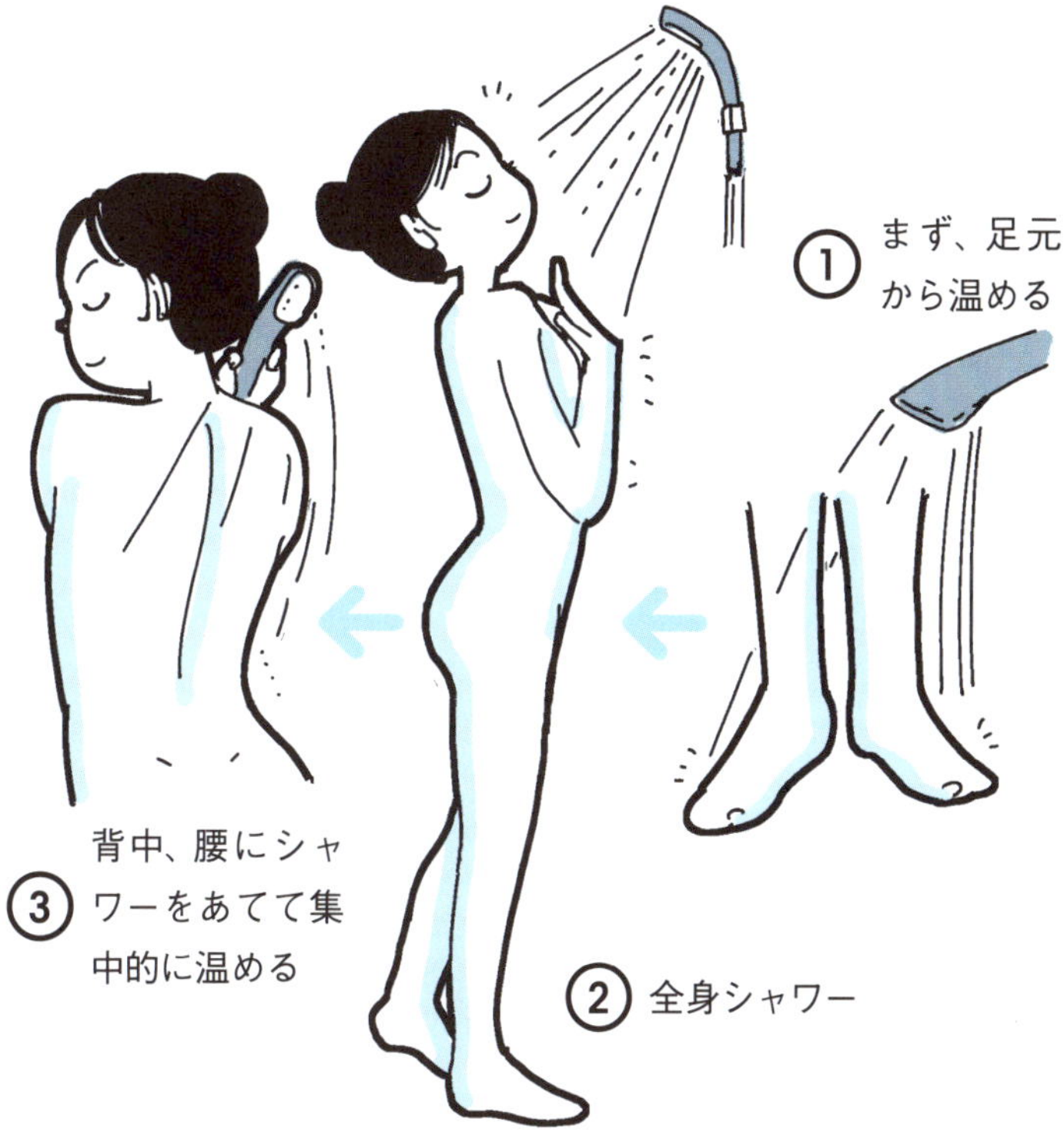
①まず、足元から温める
②全身シャワー
③背中、腰にシャワーをあてて集中的に温める

お湯の温度は熱めの40〜42度

長さは8〜10分程度

朝のシャワーは、目覚めに効果的です。

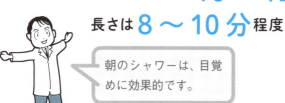

眠りを誘う夜入浴

夜の入浴は、就寝時間の1〜2時間前までに、シャワーではなく湯船につかって、体をしっかりと温めます。

お湯の温度は、熱めの朝シャワーと違って、ぬるめに設定します。**37〜39度程度のお湯の温度で、浴槽につかる時間は15〜20分程度の微温浴**にします。ぬるめのお湯に少し長めにつかることで、筋肉がゆるみ、リラックスできます。また、ぬるめのお湯の効果で、副交感神経に刺激が与えられて、毛細血管の血流がよくなって体温をあげ、寝つきがよくなります。

忙しくて夜もシャワーだけという人が多いようですが、夜熱いシャワーを浴びることは、肌を刺激して体を目覚めさせてしまい、快眠のためには逆効果です。夜に熱すぎるお湯につかると、心臓に負担がかかるので、高齢者の方は特に注意しましょう。

夜、緊張をほぐし快眠に導くのは 湯船につかる微温浴

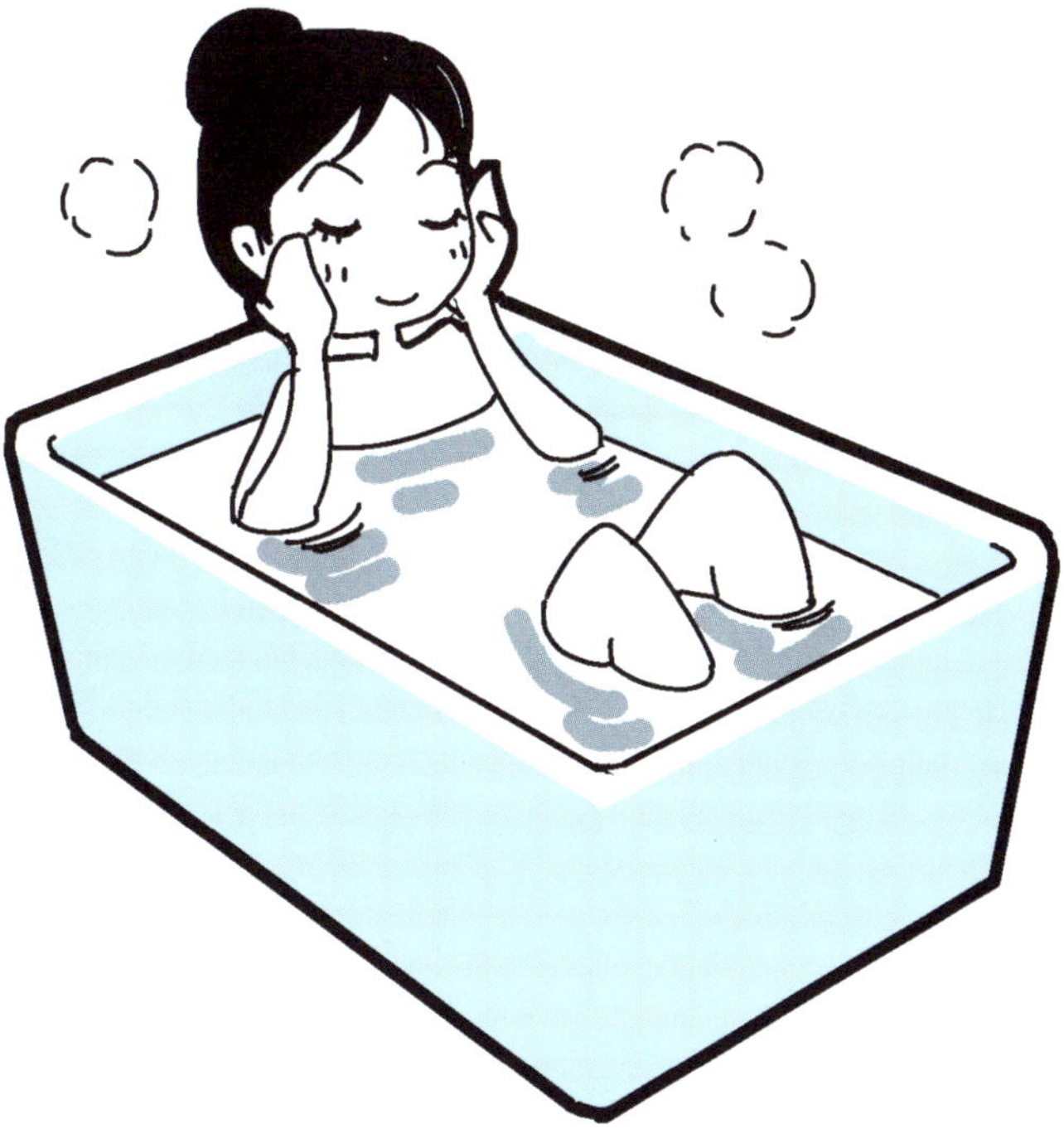

お湯の温度はぬるめの**37 ～ 39度**

浴槽につかる長さは**15 ～ 20分**程度

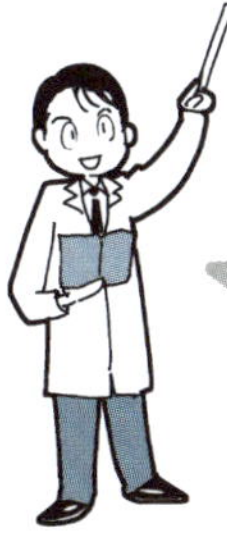

夜の入浴は、寝る1～2時間前までに済ませましょう。

温める！ でも電気毛布を使わない

睡眠中は、深部の体温がさがり、体から放熱するため、全身の汗腺が活動して、気温にかかわらず、一晩眠っている間にコップ2分の1（約100ミリリットル）以上の汗をかきます。朝は目覚めたら、必ず水分補給を忘れずに。

人は一晩で20~30回の寝返りをうちます。パジャマは、寝返りがうちやすく、肌になじむ自然素材のものを選びましょう。シーツやふとんカバーには、吸湿性と放湿性の高い素材を選び、軽くて耐久性のある寝具を選びます。

また、体を温めながら睡眠をとることは重要ですが、**電気毛布などの電化製品は使わない**ようにしましょう。電磁波が体に悪影響をおよぼし、体を温めすぎて水分を奪っていくため、脱水症状になる恐れがあります。さらに、自分で熱をつくらなくなるので、逆にどんどん体を冷やしてしまいます。

「あたため睡眠」のためには自然素材の寝具を選ぶ

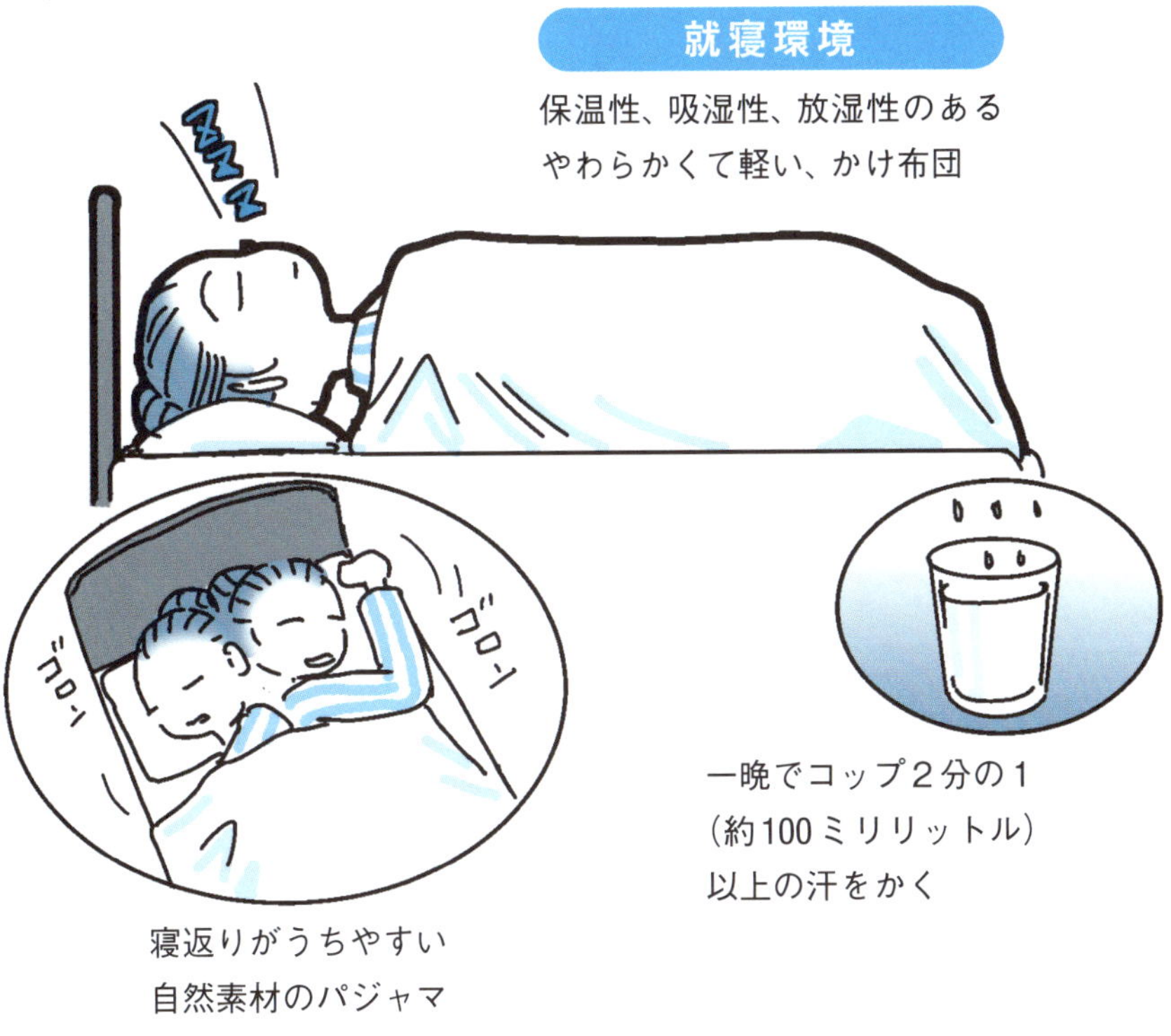
就寝環境
保温性、吸湿性、放湿性のある
やわらかくて軽い、かけ布団
ゴロ〜ン
ゴロ〜ン
一晩でコップ2分の1
(約100ミリリットル)
以上の汗をかく
寝返りがうちやすい
自然素材のパジャマ

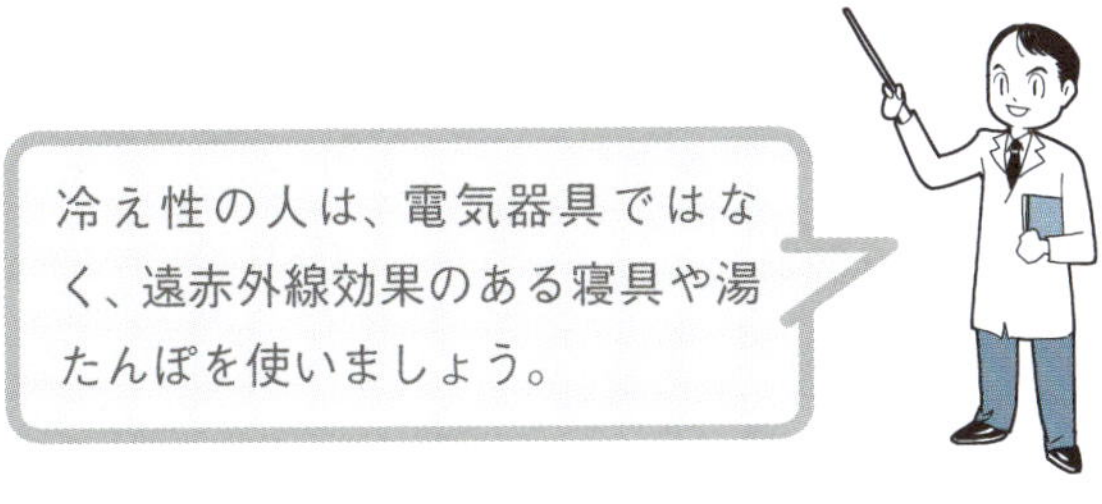
冷え性の人は、電気器具ではなく、遠赤外線効果のある寝具や湯たんぽを使いましょう。

⑥生活リズムのルール

体内時計のほかに、人間の生活リズムを司るのは、自律神経です。日中の活動中は交感神経、睡眠中などの休息時には副交感神経が優位になります。朝働き始めた交感神経は、昼をピークにして、夜にかけて働きが徐々に抑えられていきます。

副交感神経は、日没後から活発になり、睡眠中にピークを迎えます。

交感神経と副交感神経は、どちらに傾きすぎても、心身に不調をきたします。交感神経が働きすぎると、イライラして血圧があがり、副交感神経が働きすぎると、元気がなくなってメンタルの病気になりやすくなります。

自律神経のバランスがとれた生活リズムで過ごすことが、快適な目覚めと快眠を導いてくれます。

活動時には交感神経
休息時には副交感神経が活発になる

日中活動
モード
夜間休息
モード

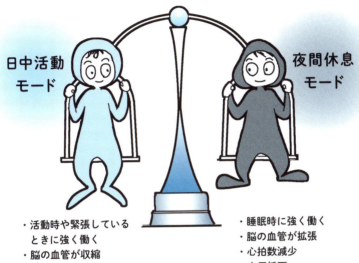

- 活動時や緊張しているときに強く働く
- 脳の血管が収縮
- 心拍数増加
- 血圧上昇

- 睡眠時に強く働く
- 脳の血管が拡張
- 心拍数減少
- 血圧低下

どちらもバランスがとれた
生活リズムで過ごすのが

快適な目覚めと快眠の秘訣

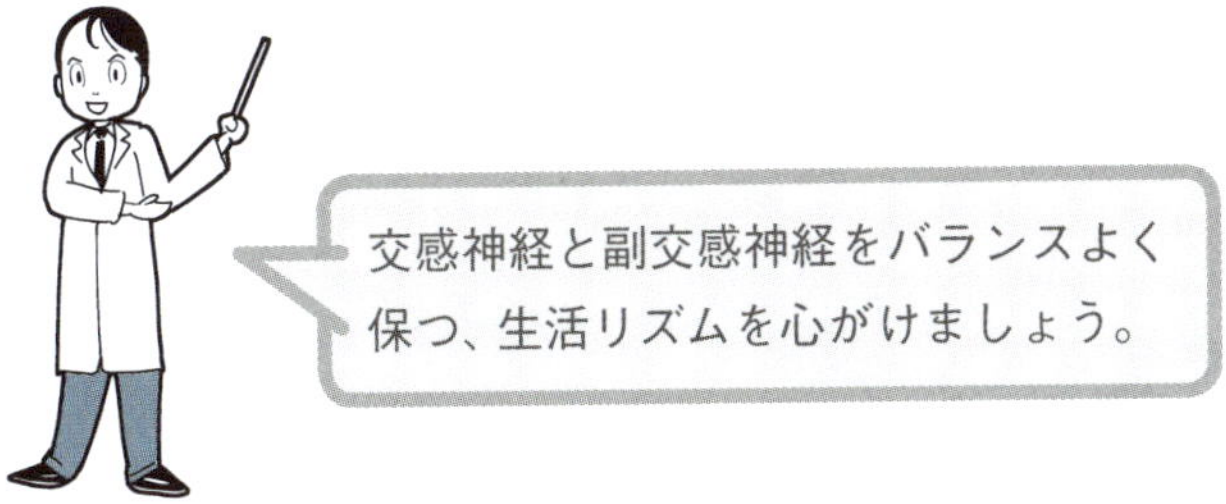
交感神経と副交感神経をバランスよく
保つ、生活リズムを心がけましょう。

同じ時刻に起きるようにする

日本は世界的にみても睡眠時間が短い傾向にあるせいか、休日に寝だめをする人が多いようです。

平日と休日の起床時間に2時間以上差があると、社会的時差ぼけ状態（12ページ）になってしまいます。この状態が長く続くと、ずっと疲れがとれません。

平日、休日に関わらず、起床時間をいつも同じにして固定化しましょう。

早寝早起きが理想といいますが、毎晩夜遅く眠る習慣の人が、突然早寝の習慣に変えることはむずかしいはずです。しかし、早寝より早起きのほうが、体内リズムにあっているので、習慣を変えやすいという利点があります。

まず、平日でも休日でも、起きる時間をいつも決める。そして、早起きにシフトしていくようにしましょう。

脳は、生活パターンに従って行動する

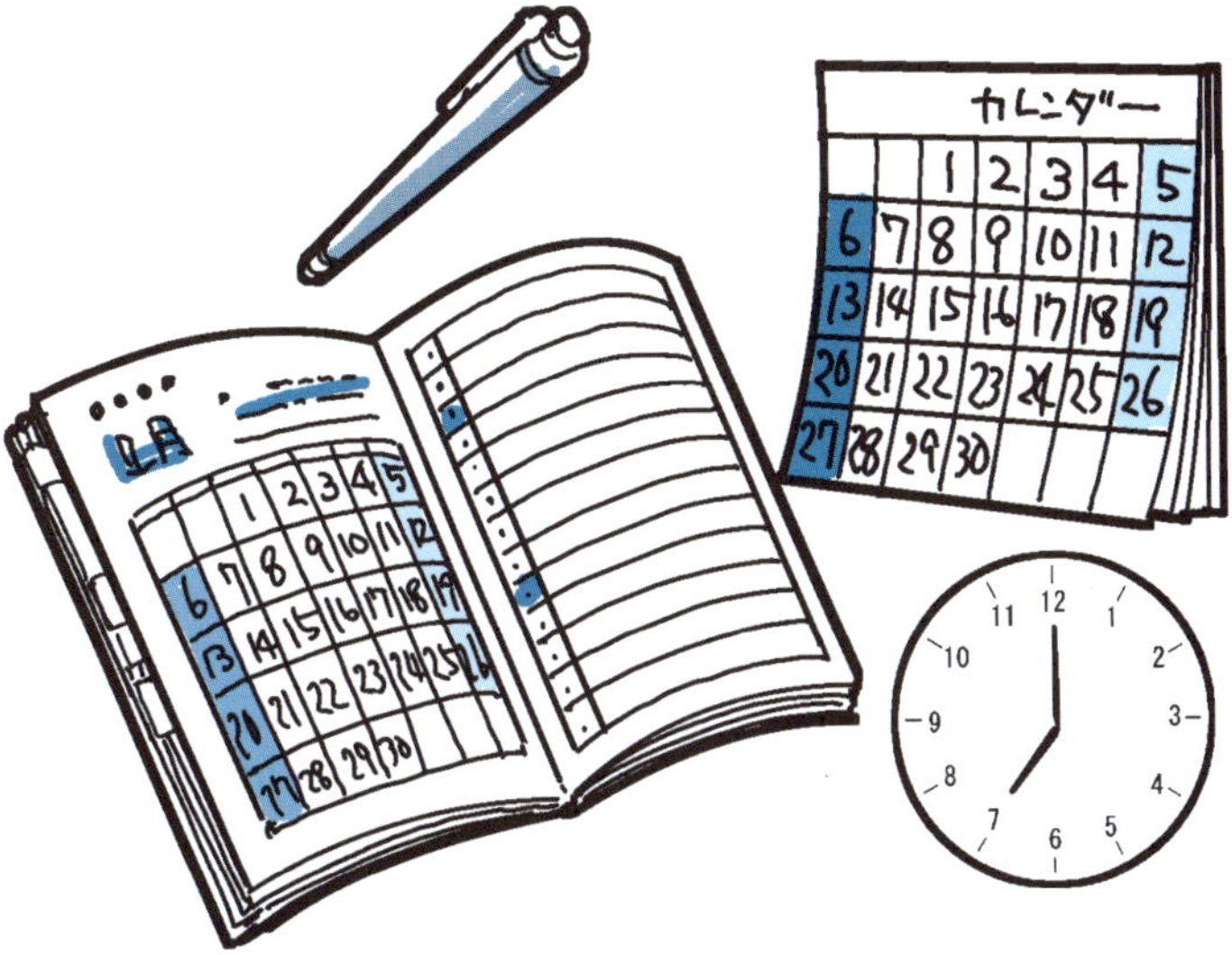

平日起床時間

7:00

休日起床時間

7:00〜8:00

遅くても1時間以内には
起きるようにする

休日でも午後に起きるのは寝すぎ！

13:00

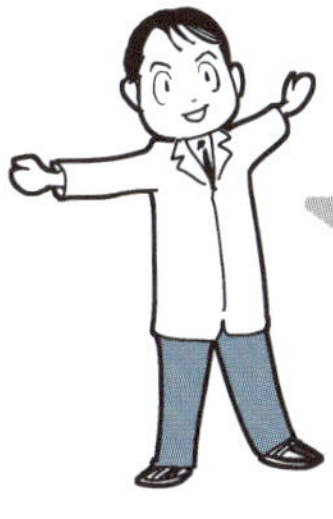

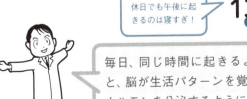

毎日、同じ時間に起きるようにすると、脳が生活パターンを覚えて、覚醒ホルモンを分泌するようになります。

昼寝をしない

不眠を訴える高齢者の中には、実は日中に昼寝をしているために眠れない方も少なくありません。ご自分でも、なんとなく心あたりはありませんか？

午後に眠くなるのは、94ページでも説明したとおり、体内時計には、午後2時～4時、午前2～4時に強い眠気を感じるふたつの山があるからです。

しかし、夜に質の高い睡眠をとるためにも、昼寝はおすすめしません。昼寝は浅い眠りで、メラトニンが活発に分泌されず、目覚めの不快感が残ります。

もちろん昼寝には、疲れた体を休めてリフレッシュさせる効果はあります。

どうしても午後に眠くなった場合は、しっかり寝てしまうのではなく、15分から30分程度にするか、目が覚める工夫をして一時的な眠気を取り除き、夜にきちんとした睡眠をとるようにしましょう。

体内時計の働きによって眠気の山がふたつある

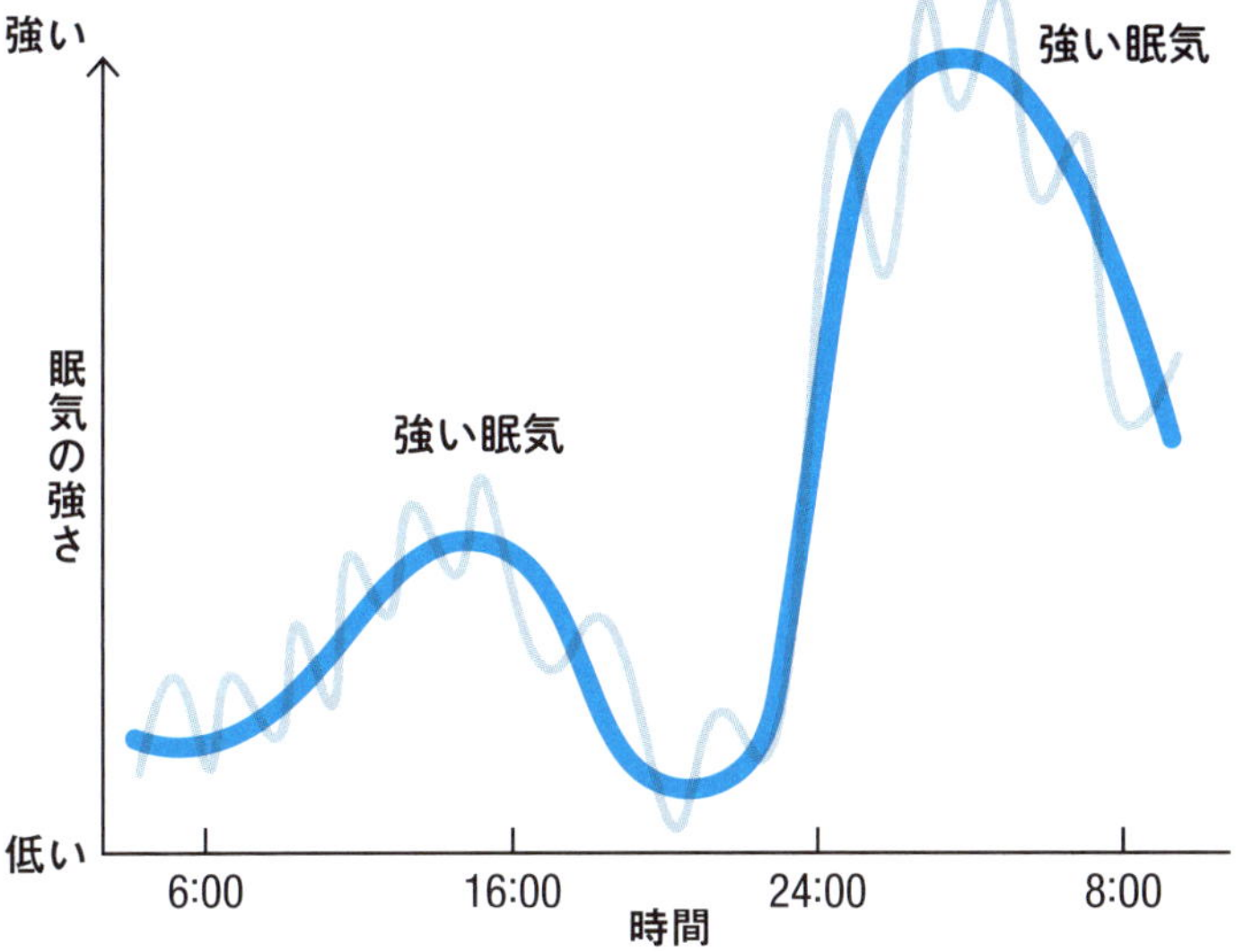

- 日中の強い眠気があっても、昼寝しない。
- どうしても眠ければ、机に15〜30分程度うつ伏せになる（横になって本格的に寝ない）

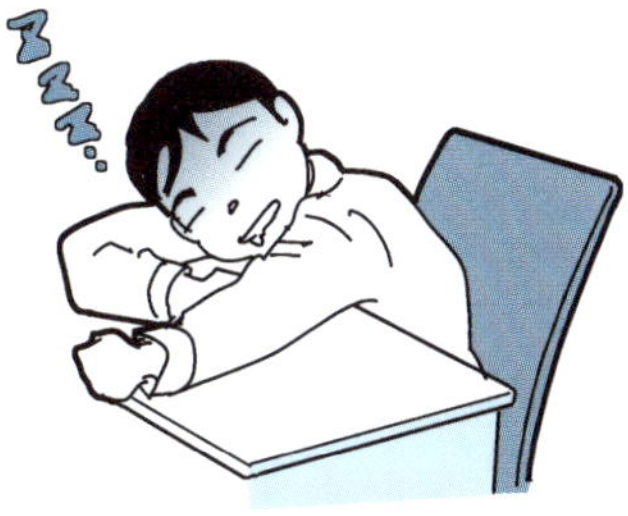

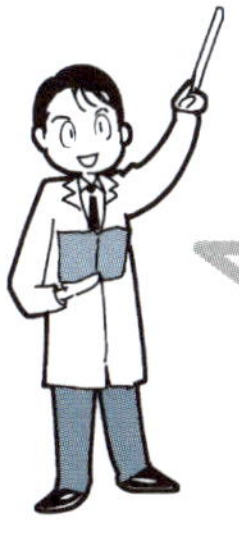

午後の眠気は、体を動かして追放！　夜の眠りのために、とっておきましょう。

心のゆとりが睡眠を誘う

ストレス社会の現代で、ストレスをためないようにするのはむずかしいことです。仕事やプライベートでの悩みを考えると、寝つけないという人も多いでしょう。この本では、いろいろな方法を紹介しましたが、真面目にやろうとすると、それがストレスになってしまいます。気楽にやりましょう。朝、日光を浴びて目覚めると、感情や気分のコントロール、精神の安定に深く関わっているホルモンのセロトニンが分泌されます。朝カーテンを開けて、日を浴びるだけでも、ストレス解消に役立ちます。

また、セロトニンの材料になる、アミノ酸のトリプトファンを多く含む食品（126ページ）を上手に食べるようにして、ストレスフリーの体質をつくっていきましょう。眠りにつくときも、**ストレスで高ぶった神経を静めて、リラックスして眠りに入れる、五感に配慮した睡眠環境**を心がけましょう。

五感に働きかけて 爽快な目覚めの生活環境づくりを

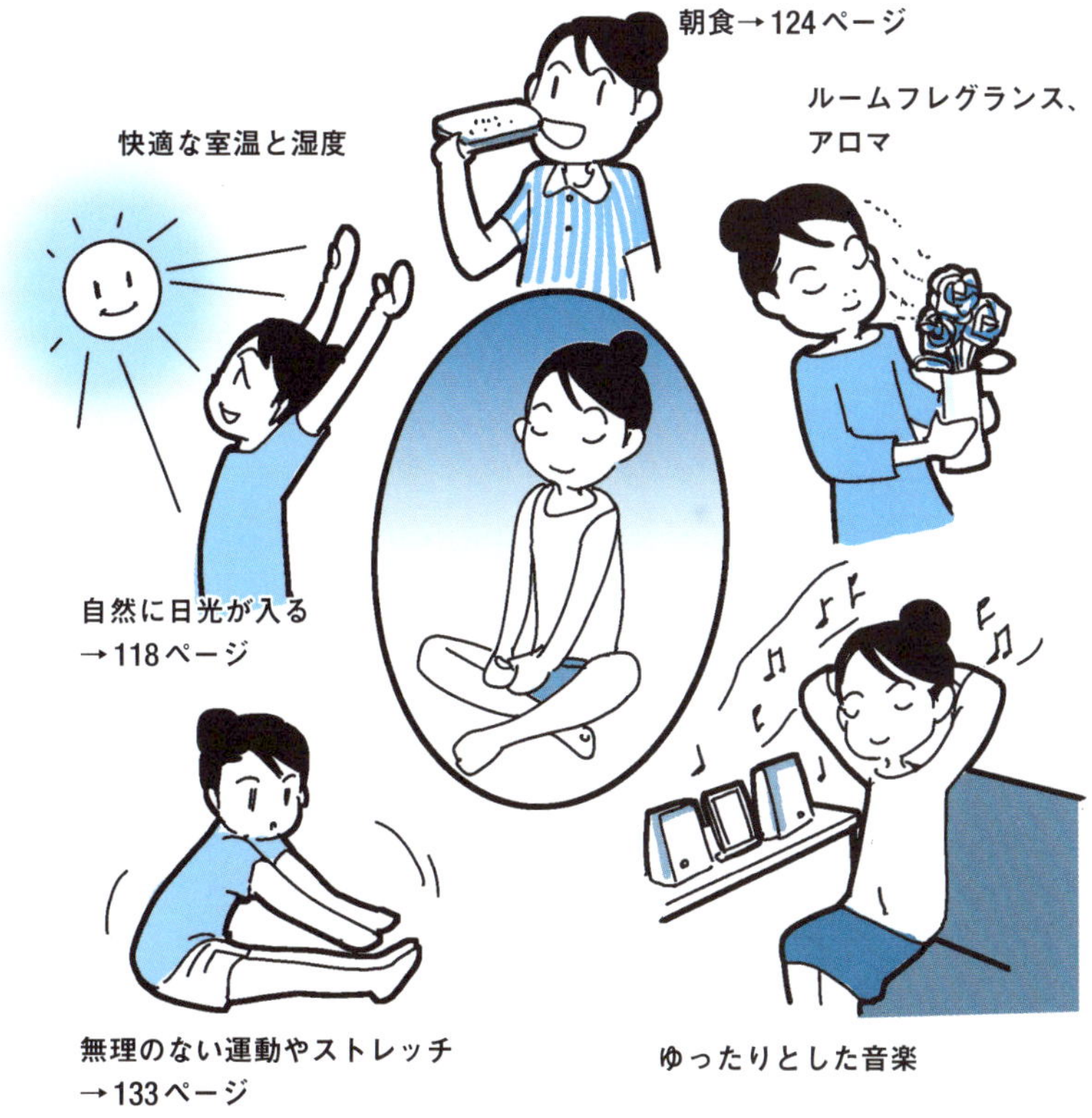
朝食→124ページ
快適な室温と湿度
ルームフレグランス、
アロマ
自然に日光が入る
→118ページ
無理のない運動やストレッチ
→133ページ
ゆったりとした音楽

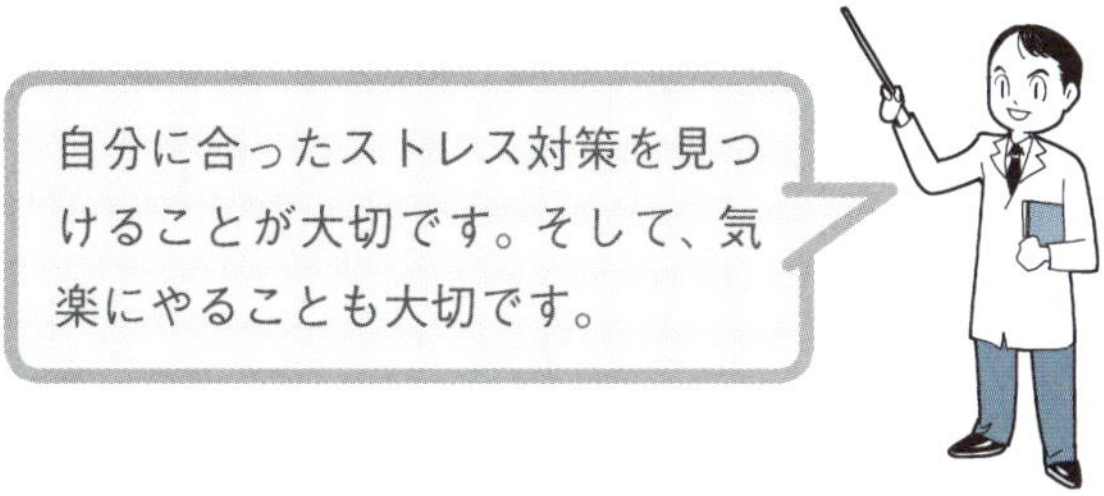
自分に合ったストレス対策を見つけることが大切です。そして、気楽にやることも大切です。

寝室やベッドの環境づくり

家の中で寝室は、快適な眠りと爽快な目覚めの両方を育むために、とても大切なスペースです。

ソファでのうたた寝や、ごちゃごちゃしたものの多い寝室では、質の高い睡眠が得られません。

寝室は、なるべく目に入る情報を少なくし、睡眠と目覚めだけに集中できる環境にしましょう。必要のないものはなるべく置かず、落ちついた色調でまとめます。

また、五感に配慮した、間接照明、アロマの香り、心地よい音楽、肌にやさしく、体を温める自然素材の寝具、快適な室温や湿度設定を行い、最高の状態で眠りに入り、日光で自然に目覚められるような部屋づくりを心がけます。**寝室は、家の中でもいちばん、心おだやかにリラックスできる環境がベスト**です。

爽快な目覚め、快適な眠りを生む 理想の寝室

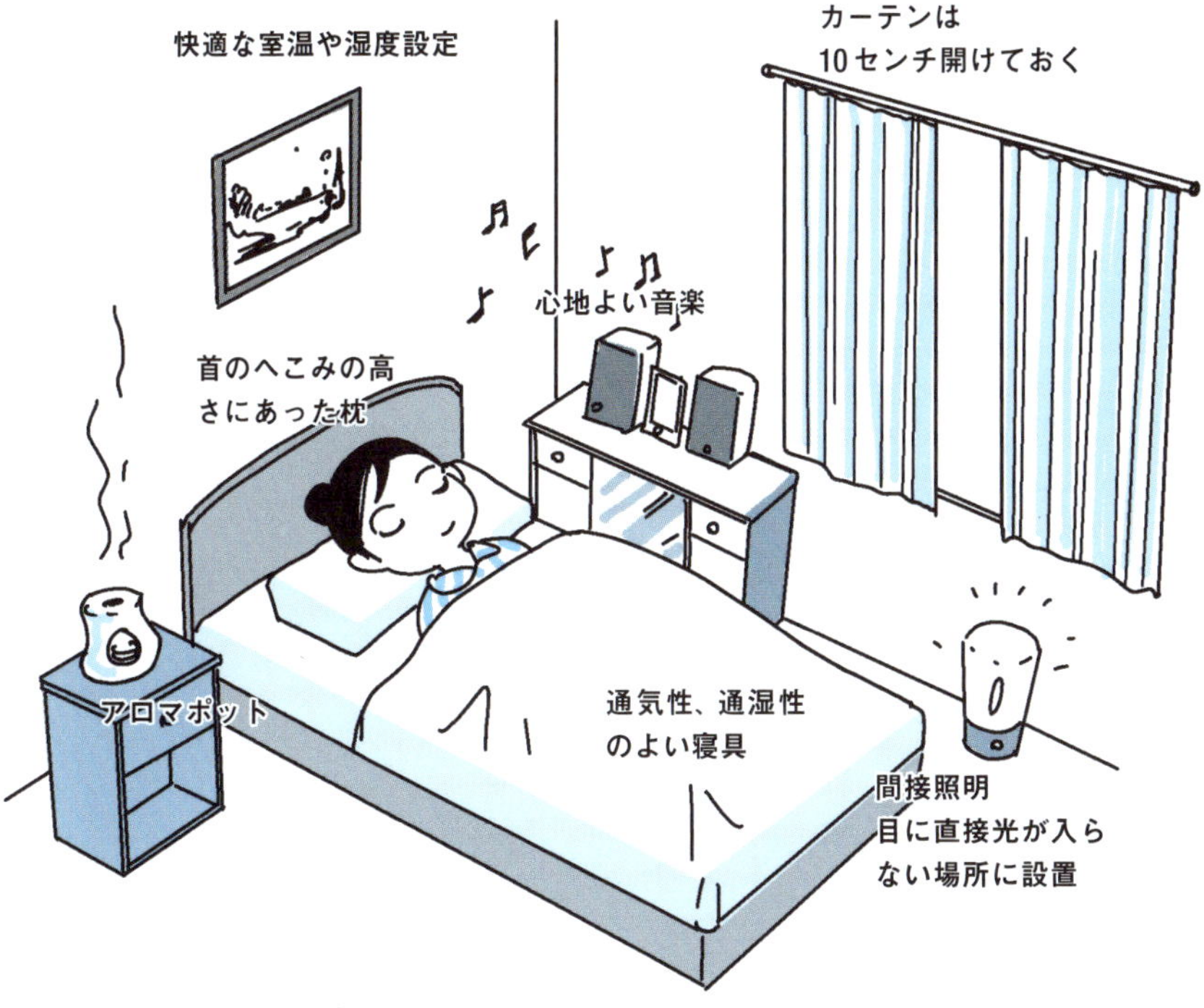

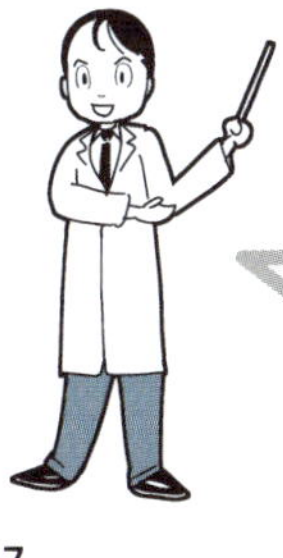

寝室には、あまりモノを置かず、目から入ってくる情報を最低限にしましょう。

おわりに

皆さんの中に、自分は死なないと思っている方はいますか？

たぶん全員死ぬかと思います。

では、自分はなにで死ぬかを決めていますか？

自分の死に方くらいは決めておきましょう。


死ぬことは悪いことではありません。ただ、死に方に問題があります。がん、心疾患、肺炎、脳血管疾患、老衰…どれがご希望でしょうか？

痛く苦しい思いをしての死、闘病にお金がかかっての死、寝たきり長患いで家族に迷惑をかけた末の死…そんなことにはなりたくないと思っていることでしょう。

できれば、眠るように死ぬ、老衰がご希望だと思います。

しかし、今、老衰で死ぬ人は6パーセントしかいません。ほとんどの人が、病気や不調によって、痛い思いや苦しい思いをしたあげく、死んでいきます。

そうなりたくなければ、毎日の予防しかありません。そう、歯磨きのごとく毎日欠かさずの予防しかないのです。

今、毎日欠かさずできること！　それは睡眠しかありません。

毎日、行なっている睡眠の質を高めることが、最大の予防になるのです。薬に頼らず眠るように死ぬためには、この本で紹介している「あたため目覚め」と「あたため睡眠」のふたつしかありません。

是非とも実践していただいて、人生を全うしていただきたいと切に願っております。

安眠ドクター　大谷 憲

●著者紹介
大谷 憲（おおたに　のりお）
安眠ドクター。薬を売らない薬剤師。日本睡眠医学協会理事長。
株式会社ＰＭＣ代表取締役。
パーフェクト睡眠を実践した結果、50歳代にして平熱は37度。
AGEで測った体内年齢は20代前半。血管年齢は30歳。

●略歴
- 1965年、富山県生まれ。
  東北医科薬科大学薬学部卒業後、薬剤師免許取得。世界有数の製薬会社に勤務するも、薬害で祖父を失ったことから現代医療のあり方に疑問を抱き、退職。薬を使わず自然治癒力を高める方法が、「血流」と「睡眠」にあることに注目。
- 1990年、代替医療関連商品卸と販売を行う株式会社Z-クレストを設立。
- 2002年、医療機器製造販売会社・株式会社PMCを設立。
- 現在は、代替医療、予防医学をコンセプトに、誰でも105歳まで健康ですごせる健康法として「パーフェクト睡眠」の啓蒙活動に従事している。

●参考文献
『100歳まで元気でぽっくり逝ける眠り方』あさ出版／大谷憲・片平健一郎（著）
『最高の睡眠は血流で決まる』かんき出版／大谷憲・片平健一郎（著）
『免疫力を高める眠り方』あさ出版／大谷憲（著）

編集協力／ edit24、フロッシュ
カバーデザイン／ cycledesign
本文デザイン／ cycledesign
カバー・本文イラスト／ TAKAO
校閲／山口芳正

薬を使わずにぐっすり眠る方法
2019年4月20日　初版第1刷発行

著　者　大谷 憲
発行者　穂谷竹俊
発行所　株式会社日東書院本社
〒160-0022　東京都新宿区新宿2丁目15番14号　辰巳ビル
TEL: 03-5360-7522（代表）
FAX: 03-5360-8951（販売部）
URL: http://www.TG-NET.co.jp
印刷所／三共グラフィック株式会社　製本所／株式会社セイコーバインダリー
 ISBN 978-4-528-02233-1 C2077